EL ENTRENAMIENTO FÍSICO DEL(LA) SÚPER VIVIENTE:

Poniendo en forma tu vida para prevenir o superar un infarto.

Ennio Sánchez Brzozowski

Con Ilustraciones de:

Rose Marie Stamatescu

ISBN: 978-9962-17-619-0

DEDICATORIA

Al Viviente que me ve

A los Súper Vivientes

CONTENIDO

AGRADECIMIENTOS

Debo agradecer en primer lugar, al Señor, por la oportunidad de compartir contigo estas ideas en forma de un libro.

A la Dra. Rose Marie Stamatescu por su extraordinario aporte como ilustradora del libro. Dra, su talento es excepcional!

A mi esposa, Lcda. Elibeth Aguilar, por el diseño de la portada, así como por toda la diagramación y el arte final del libro. Eres siempre un motivo y una inspiración.

A la Dra. Jadwiga Sánchez, por la revisión del manuscrito.

A la Lcda. Andrelayka Dellán por participar en la entrevista.

A quienes han creído en este proyecto.

A todos los profesionales que conforman el Súper Equipo de apoyo del Sistema Súper viviente.

A los pacientes del grupo piloto del Sistema Súper Viviente.

PRÓLOGO

Si has sufrido o tienes actualmente una enfermedad cardiovascular, **este libro es para ti.**

También es para ti, si **lo que quieres es prevenir una enfermedad cardíaca**, porque algún médico te ha dicho que tienes un riesgo aumentado de enfermarte del corazón y que "debes cuidarte", y "hacer más ejercicio".

También lo he escrito pensando en que **puedes ser un(a) cuidador(a) de una persona con algún tipo de problema del corazón.** Lo escrito podría servirte para ayudar a quien depende de ti.

Tanto tú como yo necesitamos del corazón. Una enfermedad cardíaca puede afectar seriamente tu experiencia de vida, así como el disfrute que puedas tener de una vida plena y productiva. Y es precisamente, debido a que he tenido la oportunidad de tratar con más de 4000 personas que han sufrido una enfermedad cardíaca, me he interesado profundamente en hacerte llegar algunas estrategias que te harán mucho bien, principalmente en el tema de tu salud cardiovascular. Por eso, me rodeé de profesionales especializados en los estilos de vida saludables, y fundamos un proyecto de capacitación y acompañamiento profesional especialmente diseñado a personas como tú. Y a ese proyecto le llamé "**Sistema Súper Viviente**".

En un libro llamado "**El método del Súper Viviente**", presenté las ideas básicas que soportan la filosofía que te quiero plantear. Desde allí le presenté a personas como tú, que es posible y conveniente vivir de una manera superior, para hacerle frente a las circunstancias de la vida, incluyendo el infarto o la enfermedad del corazón que hayas sufrido. Este libro, como complemento al anterior, está dedicado a **la más importante actividad que puedas realizar si has tenido una enfermedad cardíaca, o para prevenir que tu corazón se enferme. Me refiero a la actividad física habitual, o el entrenamiento físico.**

No importa cuánto énfasis pondré en que seas una persona físicamente activa, nunca será suficiente o exagerado. **El ejercicio/actividad física es el hábito más importante que puede favorecer tu salud, autoestima, autoimagen, calidad de vida, entre otros tantos factores beneficiosos**. Por eso te escribí un libro entero para facilitarte la transición de una vida sedentaria a una vida físicamente activa. Te invito a este viaje dedicado a convertirte de hecho, en un(a) Súper Viviente.

Por último, quiero recordarte que, si sufres o has tenido una enfermedad cardíaca, o si tienes algunas molestias que te hacen pensar que tal vez tu corazón no esté del todo bien, el primer paso que debes dar es consultar a un médico, preferiblemente a un cardiólogo. No debes intentar resolver tu problema de salud sin tomar en cuenta el criterio de tu médico. Ser Súper Viviente es aprender a formar equipo.

CAPÍTULO 1: DE VUELTA A LAS RAÍCES.

"No necesitamos vehículos más grandes o trajes más ostentosos. Necesitamos auto respeto, identidad, comunidad, amor, variedad, belleza, desafíos y un propósito de vida que sea mayor que la acumulación de riquezas materiales"

Donella Meadows

Es probable que ya hayas leído el libro "**El método del Súper Viviente**", y entiendas de qué va todo este asunto. O puede ser que ésta sea la primera vez que lees algo relacionado con este término. Te explico brevemente, porque el aspecto de la identidad es primordial y relevante para poder explicarte lo que viene a continuación.

Si estás leyendo este libro, es muy probable que **ya hayas sufrido una enfermedad cardíaca**, u otro problema de salud que te ha conducido a una situación en la que sentiste que tu vida estuvo, o quizás probablemente sientas que aún está, en peligro. Tal vez tu caso es diferente, porque, aunque **no estés enfermo(a) del corazón**, es posible que estés pensando en **cómo prevenir un problema cardíaco**, quizás porque la **edad** ya te está poniendo en una situación de riesgo, o porque tengas la **presión sanguínea elevada**, **sobrepeso**, el **colesterol** alto, o porque **no te estés moviendo** lo suficiente en tu vida cotidiana. Y como resultado de tu problema de salud, **algún médico te recomendó que vivas una vida más saludable**. Ese cambio será importante para ti, y también para **tus seres queridos**. Pero créeme, lo que menos quiero ahora es atemorizarte. **El miedo es un motivador importante, pero su potencia decrece con el paso del tiempo**. Por eso, las personas que tienen problemas cardíacos deciden rápidamente que van a cambiar su estilo de vida, pero con el paso del tiempo tienden a volver a sus vidas poco saludables.

Por el contrario, si tú decides cambiar porque **encuentras en el cambio algunos aspectos que tienen que ver contigo**, con tu forma de ser o de pensar, **es más probable que te decidas cambiar**. Nuestras conductas se ven frecuentemente motivadas por aquellos aspectos con los que nos identificamos. De manera que, si eres fanático del equipo Boca Juniors, del Real Madrid, de los Leones de Caracas, o de las Chivas de Guadalajara, todos pueden esperar de ti que no te pierdas ni uno solo de los partidos de tu equipo, y que, a la hora en la que la televisión transmite los juegos donde participa, todo el mundo sepa que no se puede contar contigo para hacer otra cosa, pues **estás dedicado(a) en cuerpo y alma** a disfrutar (o sufrir) la transmisión televisiva.

De igual manera, si eres una persona que se define a sí misma como **religiosa**, es altamente probable que los sábados (si por ejemplo eres judío), o los domingos (si, por el contrario, eres cristiano), estés comprometido con tus ceremonias religiosas. Dichas **actividades son para ti, prioritarias**. No necesitas mayor motivación externa para ir a la sinagoga o al templo, que tu propia decisión, ya que realizas tus actividades porque "**son parte de tu naturaleza**". Ya son conductas que son **características de tu persona.**

Todos los seres humanos deberíamos vivir al máximo nuestras vidas, ya que, en este mundo, ellas son transitorias. Lo que vayamos a hacer con ellas, lo podemos hacer durante el tiempo en el que estemos vivos, y ni un minuto más. **Vivir de una manera superior** a lo que hasta ahora hemos vivido, debería ser una de nuestras más importantes motivaciones. A esta forma de vida, yo la llamo "**Vivir Súper**". Y a alguien que decide vivir de manera Súper, le digo "**Súper Viviente**".

Y ¿quién tiene que ser un "Súper Viviente"? Tanto tú como yo deberíamos vivir de manera Súper, porque la vida es una sola. Pero, más allá de eso, si tanto tú como yo hemos tenido una **experiencia de vida** que nos ha hecho **reflexionar sobre la brevedad de la vida** y lo relativamente frágil que ésta es, pues con mayor razón, **debemos procurar vivir de manera superior.**

¿Y qué me responderías si yo te digo que **vivir de manera Súper no solamente te va a hacer disfrutar más de la vida, sino que, además, podría hacerte vivir por más años**? ¿No me crees? Entonces créele a los cientos de profesionales de la salud, que se han dedicado a investigar de una manera objetiva y siguiendo los rigores del método científico, con el propósito de demostrar la importancia del estilo de vida sobre la salud. Y en la inmensa mayoría de los estudios, los resultados apuntan a que "**lo que haces habitualmente, condiciona tu salud, tu calidad de vida y tu futuro envejecimiento**".

¿Y a qué se refieren estos investigadores cuando hablan de "estilo de vida"? **El estilo de vida es, desde el punto de vista de la salud, aquellos comportamientos o actitudes que desarrollan las personas.** Entre los factores que pueden afectar el estilo de vida relacionado con la salud, están principalmente:

- **El consumo de sustancias tóxicas** como por ejemplo el tabaco y el alcohol, entre otras drogas.
- La cantidad de **actividad física-ejercicio** habitual.
- La calidad y cantidad de **sueño** nocturno.
- La **dieta** habitual.
- La **higiene** personal.
- Las **relaciones** interpersonales.
- El **medio ambiente**.
- El **comportamiento sexual**.

De entre estos factores, **la actividad física, el hábito de fumar cigarrillos y la dieta habitual** son los que están más relacionados con la salud del corazón. De modo que, **si quieres mejorar o preservar la salud de tu corazón**, debes controlar, corregir o mejorar estos tres factores, según sea el caso, para **comenzar a vivir de manera Súper**.

En el idioma castellano, tenemos varios términos que utilizamos para describir lo que hacemos con nuestra vida cotidiana. Permíteme citártelos para, de esta manera, poner el énfasis en lo que te estoy proponiendo (puedes echar un vistazo a la figura N° 1):

- **Subsistir**: Según el diccionario de Oxford, este término significa "existir todavía (una cosa) o mantenerse en el mismo estado o situación en que estaba". **Para la mayoría, la rutina cotidiana tiene como propósito subsistir**, es decir, seguir vivos, con la esperanza de que algún día, las cosas mejoren. Puede ser que tú estés actualmente en esta condición. Trabajas casi todos los días, para pagar tus deudas y mantenerte a ti y probablemente a tus seres queridos. Pero tu salud está comenzando a cobrar por los excesos acumulados con el tiempo, y es posible que lo hayas notado en tu condición física, en cómo te sientes, o en lo que te dijo el médico en tu último control. Incluso es posible que hayas sufrido un **infarto, una angina de pecho o te hayan hecho un cateterismo, te hayan colocado un Stent, o hayas pasado por una cirugía cardíaca**. En cualquiera de estas situaciones, tienes la opción de seguir subsistiendo, es decir, que te mantengas en el mismo estado en el que estás, sin querer cambiar nada. Debo advertirte, que, **si decides solo "subsistir", no vas a cambiar nada, y las cosas (en particular, tu calidad de vida), es muy probable que no mejoren**. Como profesional de la salud, tengo la obligación de decirte que debes salir de esta condición para que tu salud, entre otras cosas, comience a mejorar.

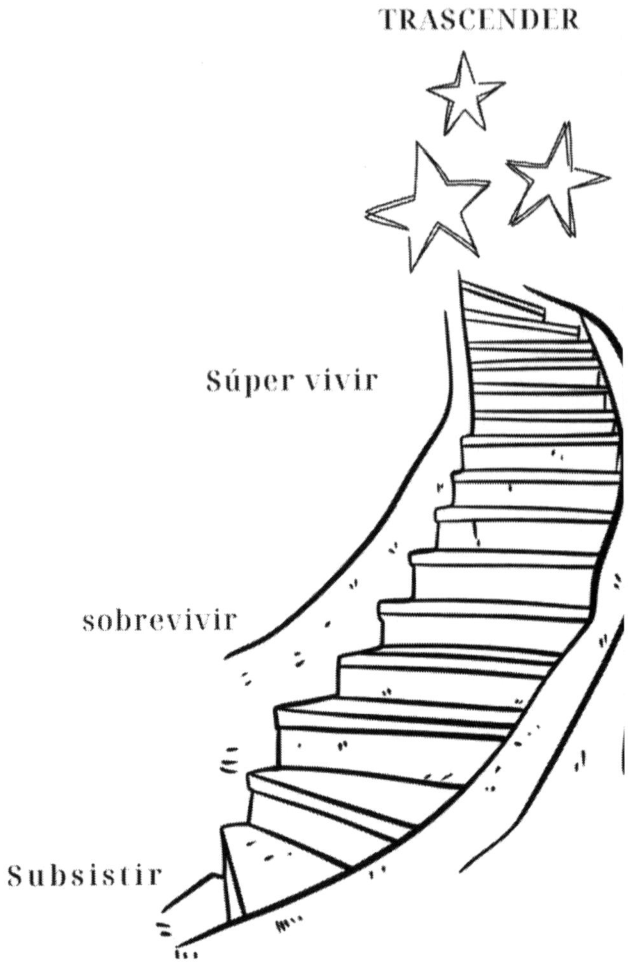

Figura N°1: Las cuatro formas de afrontar tu vida cotidiana después de tener un problema cardíaco.

- **Sobrevivir**: También, según el diccionario de Oxford, este término significa "seguir vivo después de la muerte de una persona o después de un hecho o de un momento determinados, especialmente si son peligrosos", y se aplica mucho en el mundo de la salud, sobre todo, en el caso de las personas enfermas del corazón. Fíjate que coloco en la escala de las cuatro formas de afrontar tu vida cotidiana, al "sobrevivir", por encima del "subsistir", y te explicaré por qué. **Sobrevivir, como su nombre indica, implica haber llegado al borde de una situación catastrófica, y haberla superado.** De manera que, prácticamente todos quisiéramos ser supervivientes si se presenta la ocasión de serlo. Superar el límite que nuestra realidad puso frente a nosotros en determinado momento. **Quizás tú quieras sobrevivir y convertirte en un superviviente, pero eso implica estar al borde de una catástrofe, y eso no es algo deseable o agradable.** Con todo, tal vez quieras estar preparado(a) para que, llegado el momento, tengas las herramientas para superar esta terrible etapa. Y, de acuerdo con lo que han arrojado muchos estudios científicos, dicha preparación comienza por ajustar lo que haces en tu vida cotidiana. Realizar una serie de modificaciones que van a disminuir el riesgo de que tengas un evento adverso, o de que no lo puedas superar, si te llegaras a encontrar alguna vez en cierta situación adversa. De eso trata el próximo nivel, del que te voy a comentar a continuación. Te voy a adelantar lo que te estoy tratando de comunicar:

"Para sobrevivir, te va a ayudar Súper vivir"

Incluso puede ser que tu situación actual sea la de un sobreviviente. Quizás has sobrevivido a un evento potencialmente mortal, como lo es un infarto o una cirugía cardíaca. ¿Qué te corresponde hacer? No puedes conformarte con "subsistir", ya que ubicarte en este nivel implica un retroceso en esta jerarquía que te presento, y significa, como ya te he dicho, seguir tu vida sin modificar nada, por lo que es muy probable que tu situación de salud siga deteriorándose. Te corresponde subir al próximo nivel, y no conformarte con ser un(a) privilegiado(a) superviviente, que es un acontecimiento que te ocurrió de una manera eventual, sino comenzar a vivir como un(a) Súper viviente, que es un estilo de vida permanente. Así que, también, a modo de resumen, te cuento que:

"Si ya eres un sobreviviente, necesitas convertirte en un Súper viviente"

- **Súper vivir**: Este término no tiene una definición oficial. La que utilizamos en nuestro sistema de ayuda personal sería algo así como: "**Súper vivir es vivir de una manera superior, optimizando tus potencialidades y tus características. Súper vivir implica tener un estilo de vida con las siguientes características**:

S = Saludable: Te propongo vivir un estilo de vida apegado a las directrices y recomendaciones sobre la salud cardiovascular promulgadas por las diferentes sociedades científicas, así como las extraídas del conocimiento científico en general.

Ú = Útil: Darle o encontrarle significado o propósito a la vida es una estrategia que adoptan muchas personas para sentirse bien y realizadas. En el caso del Súper Viviente, creo francamente que saberte útil y desempeñarte adecuadamente en aquello en lo que lo eres es una forma muy eficiente para hallar propósito en tu vida.

P= Prioriza lo positivo usando herramientas poderosas: Cuando me refiero a algo positivo, te quiero decir, algo que apunta hacia lo bueno, lo que edifica, ennoblece o revaloriza. En especial, el énfasis te lo pongo en cinco aspectos que puedes recordar con la palabra **HaREPA**[1] (deliberadamente escribo arepa con H), donde **Ha = Hábitos positivos/ poderosos, R= Relaciones positivas/poderosas, E= Emociones positivas/poderosas, P= Pensamientos positivos/poderosos, y A = Actitudes positivas/ poderosas.** Hablaré de estas y otras características en un próximo libro, llamado "Los poderes del Súper Viviente".

E= Espiritual: La vida Súper debe cultivar las dimensiones no materiales de nuestra existencia, apuntar hacia el crecimiento interno, es decir, hacia lo trascendente.

R= Renovada: Todos los días, nuestras vidas se reinician, o al menos, tenemos renovada la oportunidad de construir una vida mejor. ¡Renovar diariamente tu vida es propio de un Súper Viviente!

Como puedes observar, ser un Súper viviente, escrito en dos palabras separadas, Súper y viviente, no es lo mismo que ser un sobreviviente o un superviviente. Esa pequeña pausa o separación entre el prefijo súper y el resto del término, más que un desliz de las normas del idioma español implica una reformulación de las características de tu experiencia de vida. Significa cambiar de rol, no sentirte una víctima de tus

[1] La arepa es una comida típica de algunos países latinoamericanos, como Venezuela y Colombia. Se trata de una torta de harina de maíz precocido que se rellena con queso, carne, pollo o algunas combinaciones.

circunstancias, sino por el contrario, **asumir un papel activo en la construcción de una nueva identidad, más saludable y equilibrada**. Si eres un Súper viviente te vas a alejar del rol de víctima, de la culpabilidad de haber vivido sin estructura, y vas a emprender un camino hacia la salud, el bienestar y la trascendencia.

- **Trascender**: El ya citado diccionario de Oxford nos dice que trascender es "hacer sentir sus efectos o tener consecuencias [una cosa] en un lugar o medio distinto de aquel en el que se produce". Esta definición se complementa con la de ser trascendente, término que "indica la idea de sobrepasar o superar. Es el carácter de lo trascendente, es decir, lo que está más allá de lo perceptible y de las posibilidades de lo inteligible". Y seguramente, cuando piensas en una vida trascendente, piensas en alguien que ha superado las fronteras geográficas (una persona universal) o del tiempo (una persona con relevancia histórica). Pero tú puedes trascender si eres un Súper viviente. Creo firmemente en la vida espiritual, y en que quienes somos en nuestra vida actual tiene repercusiones en un futuro aún desconocido para nosotros. Quizás no compartas conmigo este punto de vista, pero al menos quisiera que estuviéramos de acuerdo en que todo lo que hacemos ahora, tiene consecuencias en nuestro futuro. Y creer en que lo que haces ahora implicará resultados a corto, mediano y largo plazo es un elemento fundamental de la idea que te estoy presentando. Espero no haber complicado todo con estos comentarios. Te lo resumo de esta manera:

"Lo que decides ser y hacer hoy, será trascendente para ti"

De manera que, te propongo que te conviertas en un Súper viviente. Y esto comienza por tomar la decisión y el compromiso de vivir la vida de manera Súper, lo que implica, construir nuevos hábitos, sobre todo si quieres evitar o has pasado por un problema cardíaco. En los próximos capítulos te hablaré de **una de las características más sobresalientes que definirán tu condición de Súper viviente**. Te invito a que comiences a **ser físicamente activo**. Como dicen por ahí: **que te pongas a hacer ejercicio**. Y este libro te dará algunas herramientas de cómo hacerlo.

En el próximo capítulo te intentaré explicar el por qué un Súper viviente tiene que ser físicamente activo. Te invito a que me acompañes.

P.D: Debo recordarte que, si sufres o has tenido una enfermedad cardíaca, o si tienes algunas molestias que te hacen pensar que tal vez tu corazón no esté del todo bien, el primer paso que debes dar es consultar a un médico, preferiblemente un cardiólogo. No debes intentar resolver tu problema de salud sin tomar en cuenta el criterio de tu médico. Todo Súper Viviente debe aprender a formar equipo.

RECURSOS COMPLEMENTARIOS/REFERENCIAS:

1- Sánchez EB. El método del Súper viviente. Rediseñando tu vida después de un infarto.1ª edición, 2023. Si quieres tener acceso al libro, te dejo aquí el enlace de la página de Amazon:

2- También te dejo aquí, como complemento, un episodio del pódcast "Súper viviente de corazón", relacionado con la identidad del(a) súper viviente, que puedes escuchar en YouTube. ¡Espero que te sea útil!

CAPÍTULO 2: ¿POR QUÉ HAGO EJERCICIO?

"No es como si estuviera tratando de ser sensual, pero tenía que ponerme en forma porque tenía que ser capaz de hacer las escenas acrobáticas. También quería que, si Bond se quitaba la ropa, se viera como un hombre que hacía lo que hacía, que era matar personas para ganarse la vida. Pensé que la única manera de hacer eso era ejercitar y ponerme musculoso y estar físicamente en forma"

Daniel Craig

Sin lugar a dudas, existen muchas razones por las que tú puedes decidir ser una persona físicamente activa. Entre las diferentes razones por las que quisieras hacer más actividad física, se encuentran:

- Mejorar tu apariencia física
- Mejorar tu salud
- Aumentar tu interacción social
- Sentirte bien contigo mismo

Todas estas razones son válidas para la mayoría de las personas. Pero no todas las personas se identifican a sí mismas como Súper Vivientes. Por eso vuelvo a insistirte en lo importante que es para ti que te reconozcas como un

Súper Viviente, es decir, una persona que vive con un estilo de vida SUPERIOR. **Si te identificas de esta manera, tienes una razón principal para hacer ejercicio: ¡TÚ ERES UN SÚPER VIVIENTE! ¡Y LOS SÚPER VIVIENTES SON FÍSICAMENTE ACTIVOS!** Ser físicamente activo es uno de los principales atributos de un Súper Viviente. Hay un dicho popular que expresa: "No solo hay que ser, también hay que parecer". Y yo me atrevería a añadir: "también hay que sentir". **Tienes que parecer un Súper Viviente. Y también sentirte como uno**. Y el ejercicio físico es sumamente eficiente para hacerte sentir que eres un Súper Viviente.

Desde los inicios de los años 70, a las personas con enfermedad cardíaca les han recomendado participar en unos programas de ejercicio físico y educación en salud, llamados REHABILITACIÓN CARDÍACA. En dichos programas, **los pacientes asisten a una especie de gimnasio ubicado en hospitales o clínicas**, donde aprenden a vivir más saludablemente, con el fin de revertir los efectos de la enfermedad cardíaca, y evitar la aparición de otro infarto. Me atrevo a comentarte que creo que la visión de los programas de rehabilitación cardíaca de la actualidad es diferente a la de esa época. **El concepto antiguo implicaba re - habilitar, es decir, habilitar nuevamente**. Y de hecho, procuraban que las personas que habían sufrido un infarto volvieran a vivir de manera "lo más normal posible dentro de sus límites personales". Pero, de hecho, los pacientes que aprovechan al máximo un programa de rehabilitación cardiovascular no solamente están "nuevamente habilitados" para la vida normal, sino que **la mayoría han adquirido algunas herramientas que los habilitan para vivir mejor que cuando vivían su vida antes del infarto** u otro problema cardíaco. Desde esa óptica, se puede decir que están SÚPER HABILITADOS. Y aunque eso podría ser solamente un cambio de perspectiva, puedo atestiguarte que muchos de los participantes de programas de rehabilitación cardíaca, en efecto, se han "**superhabilitado**". Sus condiciones físicas y su estilo de vida están más acordes con las recomendaciones sanitarias que las de las personas promedio.

Así que los programas de rehabilitación cardíaca pueden con razón llamarse PROGRAMAS DE SUPERHABILITACIÓN CARDÍACA. Apuntan más alto que un simple proceso de "volver a lo que tenía antes de enfermarme". Y quizás suene a una estrategia de Marketing. Pero creo que es más que eso. Yo no estoy vendiéndote mi programa de rehabilitación, puesto que no soy dueño de ninguno, así que no tengo una razón para venderte este concepto. Solo lo hago para que tú, si tienes los criterios para participar en alguno de los cientos de programas de rehabilitación cardíaca que existen en el mundo entero, no vayas con la actitud de: "voy a rehabilitarme". Eso suena como cuando uno lleva el carro al taller pensando: "necesito que lo pulan, le hagan cambio de aceite y alineación y balanceo en los cuatro neumáticos". Por el contrario, debes ir con la actitud de: "**voy a superhabilitarme**", ya que eso suena a: "voy a ponerle mejoras a mi carrocería, entonar el motor, poner un mejor tubo de escape y cambiar los neumáticos". La segunda visión es que "**voy a terminar en mejores condiciones que mis condiciones originales**", y sabemos que todo arquero mientras más alto apunta, más lejos hace que llegue la flecha. Tú puedes apuntar alto.

Como ya te expliqué anteriormente, si tú llegaras a ingresar a un programa de rehabilitación cardíaca, se te haría una batería de pruebas. Dichas pruebas están diseñadas para valorar tu condición física al comienzo y al final de los dos a tres meses del programa. Ellas permiten estimar entre otras cosas, tu grado de funcionalidad en relación con tu edad biológica. Sorprendentemente, las pruebas que se realizan dos meses después de estar en el programa, ¡tradicionalmente reportan que las personas que participaron en él tienen una funcionalidad de alguien 5, 10 o hasta 20 años menor! **Recuperar 10 años de deterioro físico en 2 o 3 meses es una excelente inversión de tiempo y esfuerzo**. Por eso hablo de la necesidad de la superhabilitación para ser un Súper Viviente.

¿Y dónde entra la actividad física/ejercicio? Para responder a esta pregunta, te pido que consideres el esquema que te presento (Figura N.° 1). En la tercera etapa, llamada súper habilitación, hay un punto que se llama "Puesta en práctica del Súper estilo de vida", que incluye como elemento fundamental un programa de acondicionamiento físico. El mismo está destinado a hacer que llegues a una forma física saludable, y tengas las herramientas para mantener un estilo de vida optimizado.

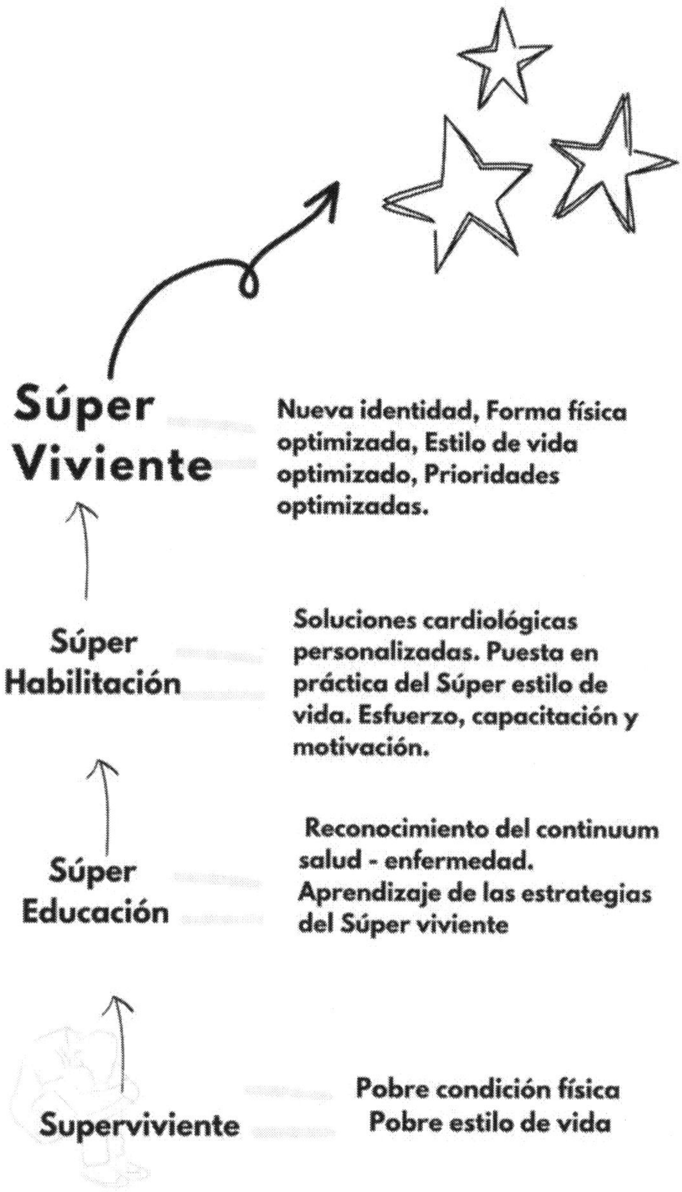

Figura N° 1: Las etapas de la transición de "Superviviente" a "Súper viviente"

Una vez establecida la importancia del plan de actividad física/ejercicio, voy a intentar explicarte algunos de los **beneficios** que tiene un plan como este en la prevención y tratamiento de los problemas cardiovasculares.

PRIMER TIPO DE BENEFICIOS: LA ACTIVIDAD FÍSICA/EJERCICIO Y EL CONTROL DE LOS FACTORES DE RIESGO CARDIOVASCULAR.

Quizás ya sepas que existe algo que se llama **"factor de riesgo cardiovascular"**. Este término se refiere a que existe un grupo de características, condiciones o rasgos que aumentan el riesgo de una persona a presentar un ataque cardíaco. Incluso, aumentan la posibilidad de que a una persona le repita un ataque cardíaco por segunda o por tercera vez. Es algo que debes tomar en serio. En el libro "El método del Súper viviente", ya te presenté algunos de ellos, con algunos comentarios sobre cómo evitarlos o tratarlos. Algunos de ellos son: tener el colesterol alto, tener alta la presión sanguínea, fumar, sufrir diabetes, tener sobrepeso u obesidad, ser una persona sedentaria, etcétera. ¿Cuáles de estos riesgos aún posees tú? ¿O ya los estás controlando? Una buena noticia que te quiero presentar es que la actividad física o el ejercicio funciona en el tratamiento o normalización de varios de estos factores. De manera que ser físicamente activo te puede ayudar a:

- **Disminuir los niveles de colesterol total y aumentar los valores de HDL colesterol (el colesterol bueno)**. Si a esto le agregas una dieta saludable y los medicamentos que tu médico posiblemente te ha indicado para el tratamiento del colesterol, vas a obtener un combo muy poderoso que con toda probabilidad eliminará ese factor de riesgo de tu lista de problemas por solucionar.

- **Normalizar los valores de presión arterial.** Las personas con hipertensión arterial tienen indicado el ejercicio, en vista de la abundante y consistente evidencia científica que ha demostrado múltiples beneficios para ellas. El ejercicio físico disminuye la presión arterial tanto sistólica como diastólica en valores comparables con algunas medicinas para la presión arterial. Claro, esto no significa que porque te pongas a hacer ejercicio puedes suspender las pastillas de la tensión. Recuerda que, para cambiar medicamentos, debes consultar primero a tu médico. Si al ejercicio le sumas también una dieta saludable y la terapia farmacológica, la hipertensión arterial también puede desaparecer (si es que la padeces) de tu lista negra de enemigos de la salud.

- **Poder dejar de fumar**. Muchos planes de abandono del hábito tabáquico incorporan a la actividad física como elemento para contrarrestar la dependencia de la nicotina. Las sensaciones placenteras producidas por el ejercicio físico compiten con las producidas por el cigarrillo, y facilitan el abandono de este último.

- **Normalizar los niveles de azúcar (glicemia) en la sangre**. Inclusive, en el caso de personas con diabetes, algunos estudios han reportado menor dependencia del uso de insulina en aquellos pacientes que la requieren como parte de su tratamiento.

SEGUNDO TIPO DE BENEFICIOS: LA ACTIVIDAD FÍSICA/EJERCICIO Y LA FUNCIÓN CARDIOVASCULAR.

Es un hecho conocido que la actividad física/ejercicio mejora la **capacidad funcional aeróbica**, también denominada "cardiorrespiratoria". Uno de los factores que se han descrito que colaboran en esta mejoría es la optimización de la función sistólica (relacionada con la contracción del corazón) y diastólica (relacionada con la relajación del corazón). **Es necesario que tu corazón lata con suficiente fuerza para que impulse bien la sangre, y que se relaje bien para que se llene con suficiente sangre**. Dichos hallazgos han sido descritos tanto durante el reposo como durante la actividad física, y han sido confirmados en personas con enfermedad cardíaca.

Las arterias coronarias (las responsables de llevar la sangre al corazón) tienen una gran capacidad para contraerse (lo que limita el flujo de sangre que pasa a través de ellas) y dilatarse (lo que permite que pase un mayor flujo de sangre hacia el corazón). Las personas con Enfermedad Arterial Coronaria (que tienen obstrucciones en el interior de dichas arterias) no solamente tienen obstrucciones rígidas en estas arterias, sino que también tienen alteraciones en la capacidad para dilatar sus arterias en forma dinámica. Esto es un problema adicional al de la obstrucción fija. Según algunos reportes, **los programas de entrenamiento físico aeróbico han demostrado una mejoría de la función endotelial** de estas arterias, lo que permite que ellas se dilaten más y pase más sangre por ellas, haciendo menos probable que las personas con angina sufran de dicho dolor durante la actividad física.

TERCER TIPO DE BENEFICIOS: LA ACTIVIDAD FÍSICA/EJERCICIO Y LA FUNCIÓN NEUROMUSCULAR.

Los programas de ejercicio dirigidos a mejorar aspectos como la **coordinación, el balance/equilibrio, la agilidad, la potencia muscular y la flexibilidad**, han tenido éxito en favorecer el desempeño en diferentes pruebas relacionadas con cada una de estas variables. Desde el punto de vista de la salud, las diferentes sociedades científicas tanto americanas como europeas recomiendan que realices ejercicios que mejoren las siguientes dimensiones de tu condición física, por su estrecha relación con la salud:

- **La flexibilidad**, es decir, la capacidad para estirarte y colocarte en posiciones que te permitan alcanzar con mayor facilidad diferentes partes de tu cuerpo o del ambiente que te rodea. La flexibilidad ha sido asociada con una reducción del envejecimiento y del riesgo de desarrollar dolor o lesiones, particularmente en la columna vertebral. A medida que una persona envejece, se pone más rígida y le cuesta más desplazarse, muchas veces no por el deterioro que tienen sus músculos para producir fuerza, sino por su incapacidad para ser estirados. Las guías todavía vigentes en el momento en el que escribo este texto recomiendan que toda persona mayor de 60 años incluya ejercicios de flexibilidad en su rutina de entrenamiento, para evitar limitaciones en la funcionalidad de esta población. Incluso si no tienes esta edad, puedes practicar los ejercicios de estiramiento, sobre todo, si eres una persona que pasa mucho tiempo en posiciones de poco movimiento, también llamadas estáticas.

- **El balance/equilibrio**, está asociado con un mayor riesgo de caída en adultos mayores de 60 años. Dichas caídas representan un grave problema de salud pública, porque las personas que se fracturan como consecuencia de la caída tienen más probabilidad de tener alguna discapacidad o eventualmente morir por las complicaciones de esta. Hacer ejercicios que favorezcan tu balance/equilibrio reducen el riesgo de caída asociado con la edad, y disminuyen la probabilidad de que sufras algunas de sus complicaciones.

- **La agilidad/adaptabilidad** permite que te adaptes a algún repentino cambio en nuestro entorno, y también reduce la posibilidad de caída y te da la posibilidad de responder adecuadamente ante un ente agresor. El entrenamiento de la agilidad es también importante para mantenerte saludable.

CUARTO TIPO DE BENEFICIOS: LA ACTIVIDAD FÍSICA/EJERCICIO Y LA FUNCIÓN MENTAL/PSICOLÓGICA.

Las personas físicamente activas por lo general obtienen mejores puntuaciones en pruebas que miden funciones mentales tales como **la concentración y la memoria**. Además, se ha demostrado que los programas de entrenamiento físico reducen los índices de depresión y de ansiedad en personas que participan en ellos. De hecho, las sociedades científicas de psiquiatría americanas recomiendan ya el uso de planes de actividad física/ejercicio en pacientes con **depresión** y personas con algunos trastornos psiquiátricos. También se han demostrado beneficios de planes de ejercicio físico aeróbico sobre la **sensación de cansancio, la tolerancia al ejercicio y la percepción de la intensidad del ejercicio**, tanto en personas sin enfermedad cardiovascular como con ella. En estos últimos, el entrenamiento físico **ha reducido la percepción del dolor anginoso** en pacientes con este tipo de diagnóstico.

QUINTO TIPO DE BENEFICIOS: LA ACTIVIDAD FÍSICA/EJERCICIO Y LAS ESTADÍSTICAS (EPIDEMIOLOGÍA)

La epidemiología es la parte de las estadísticas que se encarga específicamente de la descripción matemática de los fenómenos relacionados con la salud. Gracias a la epidemiología se conocen conceptos tales como natalidad (número de nacidos vivos en un determinado año), mortalidad (número de defunciones por año), entre otras definiciones. La epidemiología es la que estudia fenómenos como epidemias o pandemias, mortalidad infantil, etc., y permite determinar que las enfermedades cardiovasculares son las responsables del mayor número de muertes al año en el mundo occidental. De acuerdo con los estudios epidemiológicos relacionados con la actividad física/ejercicio, las personas físicamente activas tendrán:

- **Menor riesgo de morir precozmente** (eso significa

morir antes de lo que le tocaría) tanto en el caso de las personas saludables como en el caso de las personas enfermas.

- **Menor riesgo de ser hospitalizadas por enfermedades cardiovasculares.**

- **Un menor riesgo de ser sometidas a intervenciones quirúrgicas por enfermedad de las arterias coronarias.**

- **Mejores puntuaciones cuando se les evalúa su calidad de vida relacionada con la salud**. Es decir, perciben mayor bienestar en su vida.

Creo que me voy a detener aquí. Observa por favor, que los beneficios mencionados incluyen tanto a las personas sanas como a las que tienen enfermedad cardíaca. La actividad física/ejercicio es útil tanto para prevenir como para tratar la enfermedad arterial coronaria (la más frecuente de las deficiencias cardíacas), cosa que hasta ahora no se ha demostrado en todos los otros tipos de enfermedades crónicas no transmisibles (no contagiosas). Así, por ejemplo, hacer ejercicio no se ha demostrado que prevenga la aparición de asma bronquial, (aunque contribuye con su tratamiento), mientras que sí previene la aparición de infarto del miocardio y contribuye con su tratamiento. La actividad física/ejercicio es imprescindible en personas para prevenir y tratar la enfermedad arterial coronaria y la insuficiencia cardíaca, entre otras afecciones.

Y ahora puedes estarte preguntando, ¿Y cómo hago

ejercicio? Es de lo que hablaré en el próximo capítulo. Te invito a seguir leyendo.

P.D: Sigo recordándote que, si sufres o has tenido una enfermedad cardíaca, o si tienes algunas molestias que te hacen pensar que tal vez tu corazón no esté del todo bien, el primer paso que debes dar es consultar a un médico, preferiblemente un cardiólogo. No debes intentar resolver tu problema de salud sin tomar en cuenta el criterio de tu médico. Todo Súper Viviente vive una vida como parte de un equipo.

RECURSOS COMPLEMENTARIOS/REFERENCIAS:

1- Cotignola A, Odzak A, Franchella J, Bisso A, Duran M, Palencia R, y col. Actividad física y salud cardiovascular. *Medicina (B. Aires).* 2023; 83:Supl.1. Es una lectura sobre la actividad física y su relación con la salud. La puedes encontrar en:

2- Leal E, Aparicio D, Luti Y, Acosta L, Finol F, Rojas E, y col. Actividad física y enfermedad cardiovascular. *Revista Latinoamericana de Hipertensión.* 2009; 4(1):2-17. Otra lectura que te puede traer más datos sobre la relación entre la actividad física y la salud de tu corazón. Solo conéctate al enlace:

3- Por último, un video que hice para "Súper viviente de corazón", sobre el tema de los beneficios de la actividad física sobre tu salud cardiovascular:

CAPÍTULO 3: ¿CÓMO HAGO EJERCICIO?

"La mente es la parte más importante cuando se trata de alcanzar cualquier meta personal de ejercicio. El cambio mental siempre viene antes que el cambio físico"

Matt McGorry

Te invito a leer con detenimiento esta sección, fundamental para el propósito de este libro. Ya te comenté algunas ventajas de ser físicamente activo, y ahora quisiera mostrarte cómo hacerlo.

Hacer actividad física/ ejercicio es lo indicado para mejorar tu forma física. Incluir una mayor cantidad de actividad física: **laboral, recreativa, doméstica, sexual, o de traslado,** ha demostrado beneficios importantes desde el punto de vista de la salud. Así que, al igual que lo he hecho desde el comienzo del libro, usaré el término **actividad física/ejercicio** prácticamente como parte del mismo concepto. Significa: "lo contrario a estar sedentario", "poner el cuerpo en movimiento". Y eso es lo que tú y yo necesitamos: Aprender a movernos de manera inteligente. Es decir, que **tú te muevas con base en el sentido común y el conocimiento científico**.

Sobre esto de basarte en el **conocimiento científico**, debo aclararte que existen muchos expertos en el tema del ejercicio. Una gran proporción de ellos están **calificados con creces** para fijar posición y orientarte en cuanto a cómo debes hacer ejercicio. Sin embargo, debo advertirte que existe una gran cantidad de **"pseudo expertos"** que son gurúes que se han construido a sí mismos con mucha **promoción en las redes sociales**, mientras que otros están basados en su férrea disciplina para establecer programas de entrenamiento para ellos mismos, lo que les han permitido desarrollar una forma física resaltante. Si le sumas a ambos grupos una buena cantidad de cursos o certificaciones, principalmente en técnicas de mercadotecnia, además de exhibir una personalidad carismática, una figura envidiable y una amplia presencia en publicaciones (libros y redes sociales), pareciera que se puede confiar en lo que dicen, y no necesariamente es así. Muchas veces, lo que recibes como consejo profesional es simplemente un ardid publicitario. **A veces, reconocer a quien dice la verdad en el área del ejercicio, al igual que en todas las áreas, es sumamente complicado**.

En el momento en el que te escribo esto, la **ciencia de la salud** está atravesando un mal momento. Al menos, desde el punto de vista de su **prestigio por parte de la opinión pública**. Como tú ya sabes, lo que se llama conocimiento científico es el resultado de la aplicación de un **método bastante riguroso de observaciones, pruebas y descubrimientos** que van afianzando progresivamente un sistema de pensamiento que ha permeado a gran parte de la humanidad. Prácticamente todos en la actualidad hacemos uso de los avances en la tecnología al contar con **teléfonos**

inteligentes que han superado los sueños más ambiciosos de cualquier científico de hace 30 años. La **inteligencia artificial** convive con nosotros, y la capacidad de **producir y recibir información** es prácticamente ilimitada.

Entonces, ¿por qué digo que la ciencia de la salud está desprestigiada? Precisamente, la enorme **cantidad de información que circula hoy en día** permite que **muchos desafíen la posición de los científicos expertos en los temas de la salud.** Además de ello, las influencias de **grandes grupos económicos** sobre las decisiones y las recomendaciones de algunos investigadores o legisladores en el tema sanitario, han hecho merma en la imagen de estos últimos como entes objetivos.

De manera que, muchos **investigadores científicos confiables están tan alejados del público** que requiere su conocimiento y recomendación, **como alejados de la verdad se encuentran algunos influenciadores de la opinión** que tienen un enorme público cautivo que está encantado con las recomendaciones que su gurú o "influencer" deja entrever en sus publicaciones.

Este libro, y en general, **el "Sistema Súper viviente" constituye un esfuerzo por hacerte llegar contenidos significativos que puedan ser refrendados por las autoridades científicas**, y además cuenten con el **testimonio de personas** que han incorporado los cambios provenientes de la investigación científica y la experiencia cotidiana.

Durante muchos años, **la cultura popular ha convertido a los gimnasios en verdaderos templos del culto a la figura humana**. Muchos de ellos están abarrotados de personas que quieren mejorar su apariencia física, y parecerse a algunos de sus populares "dioses", en buena parte representados por aquellos gurúes que te mencioné en el párrafo anterior. El ser humano es libre de reverenciar lo que quiera y de someterse a la disciplina que considere más adecuada para lograr sus propósitos, siempre y cuando no afecte negativamente a otros o a su entorno físico. ¿Por qué te hago estos comentarios? Porque lamentablemente, **no existen muchos gimnasios dedicados a promover el ejercicio como estrategia para mejorar la salud**. Si fueran así, la inspiración de acudir a tales gimnasios provendría de los descubrimientos científicos que han demostrado que hacer actividad física/ejercicio es una de las mejores inversiones que puedes hacer para mejorar tu salud, y los participantes exitosos de dichos gimnasios serían personas como tú o como yo, que aún a pesar de tener problemas de salud se han dedicado a construir la versión más saludable posible de ellos mismos. **El éxito sería, como te propongo, haberte convertido en un Súper Viviente**.

A pesar de lo anteriormente expuesto, **existen algunos gimnasios especializados en proveer servicios que apuntan a mejorar la salud**. Lamentablemente, la mayoría de ellos están localizados solo en hospitales y clínicas, y están dirigidos a personas que ya han tenido algunos inconvenientes en su salud, como un infarto o una angina de pecho. Estos gimnasios, como ya te comenté, son los

llamados centros de rehabilitación cardíaca. En ellos, todo el ambiente favorece al **entrenamiento físico como principal estrategia de salud de las personas con riesgo cardiovascular aumentado**. Pero, incluso a pesar de lo específicos que son dichos espacios, no son suficientes para la enorme cantidad de personas que necesitan este tipo de entrenamiento. Por ello, este libro intenta masificar la información que deben manejar personas que, como tú, están interesadas en mejorar su salud cardiovascular. Y para comenzar bien, la primera pregunta que quizás te estés haciendo ahora es:

¿HACE FALTA QUE ME EVALÚE UN MÉDICO ANTES DE PONERME A HACER EJERCICIO?

La mayoría de las personas que trabajan en un gimnasio o que tienen la posibilidad de poner a hacer ejercicio a una persona con enfermedad cardiovascular muestran respeto por este tipo de diagnóstico, y no se atreven a poner a hacer ejercicio a estas personas por el miedo que tienen a que se compliquen. En muchos casos, **les recomiendan ir primero a un médico para saber si puede hacer ejercicio. Y es lo correcto para la mayoría de los casos.**

Te debes estar haciendo esta pregunta: **¿en mi caso, tengo que ir a un médico antes de ponerme a hacer ejercicio?** Voy a responder esta pregunta con la ayuda de las Guías actuales del Colegio Americano de Medicina del Ejercicio.

Lo primero que te debo preguntar es:

¿Has sido físicamente activo durante los últimos tres

meses? ¿Es decir, has hecho ejercicio moderado al menos 2 o 3 veces por semana durante los últimos tres meses?

Quizás me digas: **¿y qué quiere decir ejercicio moderado?**. El ejercicio moderado es el que supone un esfuerzo muscular o cardiorrespiratorio mediano. **Hace que tu corazón lata a una frecuencia cardíaca entre el 65 y el 75% de la frecuencia cardíaca máxima**, es decir, de la máxima cantidad de latidos que puede dar tu corazón. Además, puede producir en ti una **sensación de aumento notorio del trabajo respiratorio**. Incluye actividades de la vida cotidiana como la **actividad sexual**, así como a la mayoría de las actividades físicas/ejercicios que, a pesar de que producen cansancio, pueden ser realizados por períodos más o menos prolongados de tiempo, y que generalmente no son competitivas, tales como **trotar, manejar bicicleta a velocidad de paseo, nadar sin competir**, etc.

Si no has hecho habitualmente este tipo de actividad (mínimo 2 o 3 veces por semana) **durante los últimos tres meses,** ubica tu situación en el flujograma de la figura número 1:

Según el flujograma, si no estás enfermo y no tienes síntomas, no necesitas aprobación médica antes de incorporarte a un programa de ejercicio.

¿A qué me refiero con estar enfermo? La Tabla N°1 te podría ayudar a reconocer a qué enfermedades se refieren las autoridades médicas.

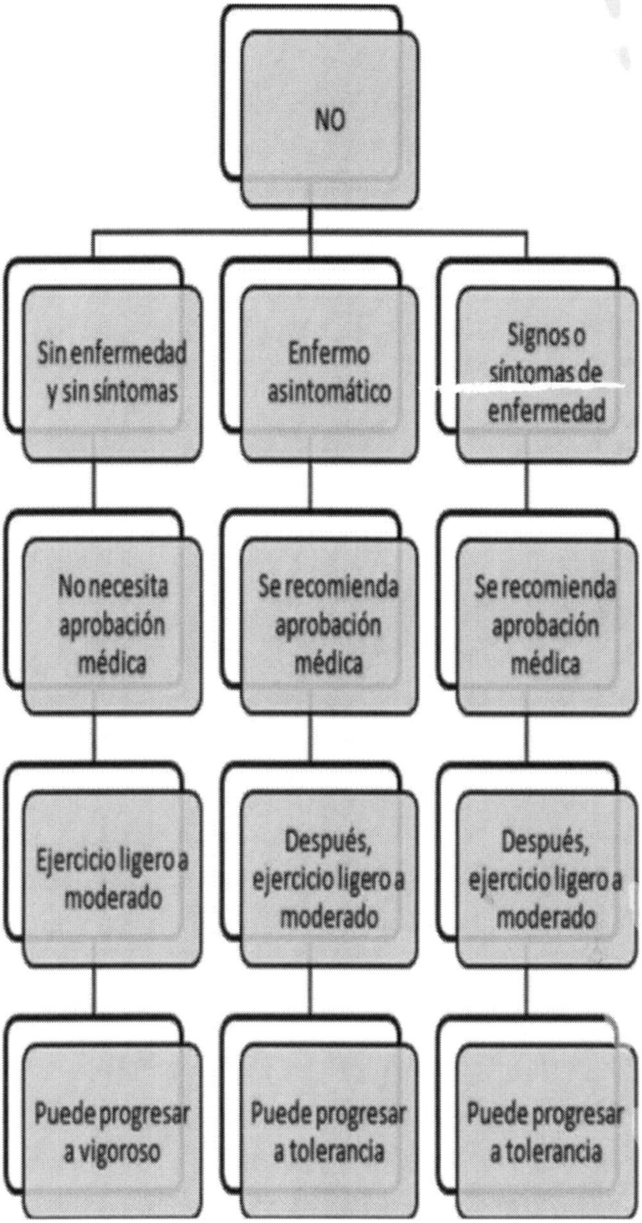

Figura N.° 1: Flujograma para iniciar un programa de ejercicio físico si no has sido físicamente activo(a) los últimos tres meses.

También debo hacer referencia a los síntomas (sensaciones desagradables que pueden estar relacionadas con una enfermedad) que debes tomar en cuenta. Para ello, fíjate en la tabla N° 2.

La segunda opción es si estás enfermo (tienes alguna de las enfermedades de la tabla 1), o si tienes síntomas (alguno de los de la tabla 2), porque en cualquiera de los casos, necesitas una aprobación médica para comenzar un plan de ejercicio.

Tipos de enfermedades	Ejemplos	
Cardiovasculares	Enfermedades del corazón, como infarto del miocardio, angina de pecho, etc.	Enfermedad cerebrovascular como derrame cerebral, hemiplejía, etc.
Metabólicas	Diabetes Mellitus	Enfermedad tiroidea

Tabla N° 1: Tipos de enfermedades a las que debes prestar particular atención antes de iniciar un programa de entrenamiento físico.

Tipos de síntomas
Dificultad respiratoria en reposo o con ejercicio leve
Mareo o desmayo
Hinchazón en los tobillos
Palpitaciones o "taquicardias"
Cansancio excesivo, sobre todo si aparece con esfuerzos leves o medianos.
Dolor excesivo en las piernas cuando caminas, sobre todo si aparece con esfuerzos leves o medianos.

Tabla N° 2: Síntomas a los que debes prestar particular atención antes de ponerte a entrenar, y/o durante tus sesiones de ejercicio.

La situación cambia un poco **si has hecho ejercicio habitualmente durante los últimos tres meses,** en cuyo caso puedes usar la figura número 2:

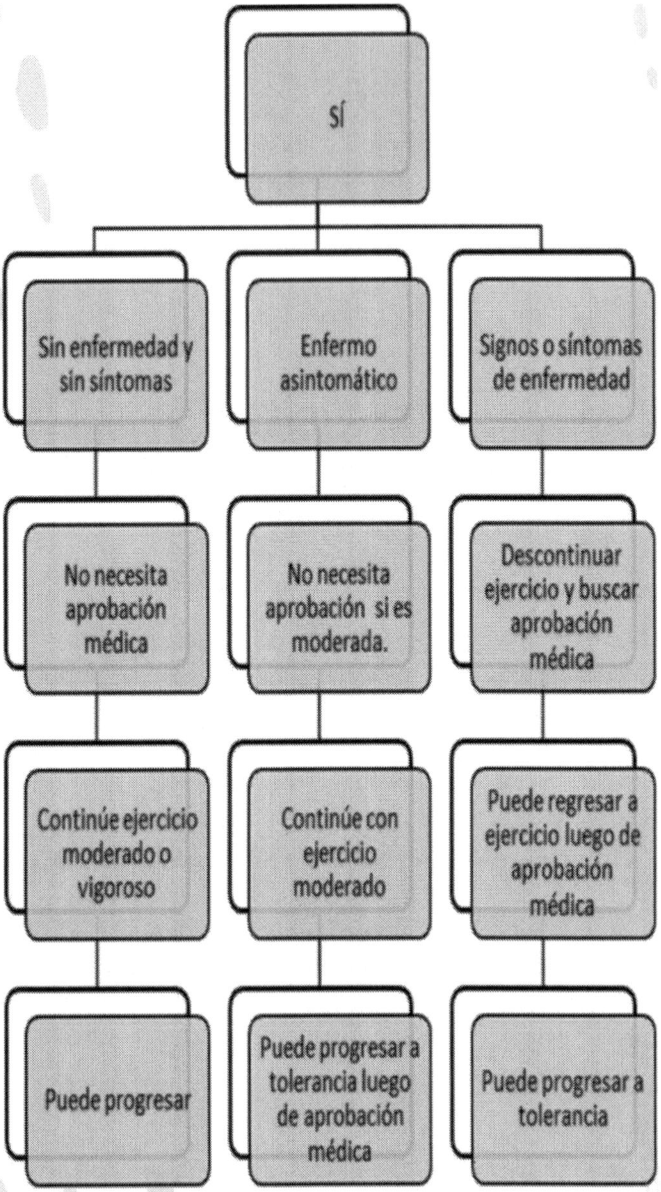

Figura N.° 2: Flujograma para iniciar un programa de ejercicio físico si has sido físicamente activo(a) los últimos tres meses.

Si no estás enfermo y no tienes síntomas, no necesitas aprobación médica.

Si estás enfermo, pero no tienes síntomas, puedes hacer ejercicio moderado sin necesidad de aprobación médica, pero la necesitas si quieres hacer algún tipo de entrenamiento vigoroso.

Si tienes síntomas, no importa si estás enfermo o no, debes dejar de hacer ejercicio hasta que te revise un médico y te dé el visto bueno para seguir haciéndolo.

¿Y SI NECESITO UN MÉDICO, QUÉ TIPO DE MÉDICO NECESITO ANTES DE PONERME A HACER EJERCICIO?

La respuesta es: **si estás enfermo de un problema cardiovascular, necesitas un cardiólogo**. Él es el profesional indicado para aprobar o no tu programa de actividad física/ejercicio y hacerte los exámenes necesarios para definir si necesitas o no un programa supervisado de ejercicio y cuáles son los recursos que necesitas para chequear si la respuesta de tu corazón al programa de ejercicio es la adecuada. **En caso de que tu problema sea metabólico, tu endocrino o internista, y en algunos casos un médico del deporte puede asesorarte.**

Si necesitas información adicional en cuanto al programa de ejercicio que debes hacer, es importante que te pongas en contacto con un **fisioterapeuta cardiovascular**. En algunos países se les conoce como terapeuta físico cardiovascular o cardiorrespiratorio. **Él te puede hacer una evaluación**

personalizada e indicarte el plan de entrenamiento más adecuado de acuerdo con tu necesidad.

Recuerda que **este texto no pretende, ni podría de ninguna manera, sustituir al consejo profesional del cardiólogo o del fisioterapeuta, o de cualquier otro profesional sanitario. Si estás enfermo, es necesario que un médico te evalúe como condición mínima para iniciar cualquier plan de ejercicios.**

Una vez aclarado este aspecto tan importante, permíteme conversar sobre lo que hasta ahora se sabe sobre los **planes de ejercicio para prevenir o tratar las enfermedades del corazón**.

En la siguiente parte, se establecen algunos principios generales sobre cómo prescribir un plan de ejercicio. Fíjate que usaré el término "prescribir", que generalmente se usa en el mundo de la salud como el equivalente a "recetar", es decir, los profesionales del ejercicio terapéutico casi siempre toman conceptos del mundo de la medicina más que del mundo del fitness.

Ahora debo recordarte que, para comenzar a hacer ejercicio, necesitas resetear tu mente. **Vas a comenzar a entrenarte**. El entrenamiento físico no es simplemente apuntar a hacer ejercicio algunos días por semana. **Es un acto deliberado de tu voluntad que tiene como propósito mejorar algunos parámetros de tu forma física o tu desempeño funcional**. Es decir, **tu entrenamiento va a hacer cambios o adaptaciones en tu cuerpo o en su función**. Te estás entrenando porque **un Súper viviente tiene su forma física optimizada.**

Voy a proponerte usar un acrónimo que yo mismo utilizo para recordar los aspectos que hay que tomar en cuenta para prescribir ejercicio en personas con problemas cardiovasculares: **TE Gusta DR. FIT**. Es fácil de recordar, y te lo voy a explicar un elemento a la vez.

Acrónimo: **TE Gust**a **DR. FIT**

- **T**ipo
- **E**ntrenamiento Previo
- **Gust**os y preferencias
- **D**uración
- **R**ecuperación
- **F**recuencia
- **I**ntensidad
- **T**otal

Te cuento un poco sobre cada uno de estos aspectos:

TIPO DE EJERCICIO:

Existen diferentes tipos de ejercicio. Hay muchas clasificaciones y categorías. Pero, como este no es un tratado sobre todos y cada uno de ellos, mencionaré los que más te podrían servir de utilidad como Súper Viviente:

- Ejercicio aeróbico
- De fuerza
- De flexibilidad
- De balance/equilibrio
- De salud ósea

En este capítulo solo te voy a comentar sobre la prescripción del primer ejercicio de la lista, que es tradicionalmente el más importante para las personas con enfermedad cardiovascular: el **ejercicio aeróbico**, también llamado cardiorrespiratorio, de resistencia o dinámico.

¿Por qué la **actividad/ejercicio aeróbico** es el más importante?

- Primero, porque **es el que más han estudiado desde el punto de vista científico, y el que más ha sido relacionado con la salud cardiovascular**, la salud en general y la prevención de las muertes prematuras por todas las causas.

- Segundo, **es el ejercicio que más depende del sistema cardiorrespiratorio**, y ejercitar el sistema que tienes enfermo o en riesgo, es una buena idea, si sabes cómo hacerlo.

- Tercero, porque es **el ejercicio que más se relaciona con la independencia funcional** y con las actividades básicas y domésticas de la vida cotidiana.

El ejercicio aeróbico se llama así porque es el **que requiere consumo de oxígeno** por parte de tus músculos. Los seres humanos respiramos aire, y del aire se extrae el oxígeno para producir energía a partir de los alimentos. Pero no todo ejercicio requiere de la presencia de oxígeno para obtener la energía necesaria. El ejercicio aeróbico sí. Lo puedes reconocer por tres características básicas:

- **Dura más de tres minutos** (aproximadamente a partir del minuto y medio ya es predominantemente aeróbico).

- **Casi siempre es dinámico**, es decir, los ejercicios aeróbicos se acompañan de movimiento de las diferentes partes de tu cuerpo.

- **Puede ser de intensidad ligera, moderada o incluso vigorosa** (aunque los ejercicios vigorosos pueden requerir otras formas de producir energía que son distintas a las aeróbicas).

Ejemplos de ejercicio aeróbico: Caminar, correr, montar bicicleta, nadar, etc.

ENTRENAMIENTO PREVIO:

Con esto me refiero a que no es lo mismo comenzar un plan de ejercicio si eres una persona con una historia de vida atlética, en la que, por ejemplo, has participado en actividades deportivas y te has mantenido físicamente activo(a) hasta los últimos tres meses, o eres una persona sedentaria, que pocas veces o nunca ha practicado alguna actividad física en forma habitual. Ya este componente tuvo un peso muy grande a la hora de establecer si necesitas o no la aprobación médica antes de ponerte a hacer ejercicio. Si quieres, revisa nuevamente la primera parte de esta sección: ¿HACE FALTA QUE ME EVALÚE UN MÉDICO ANTES DE PONERME A HACER EJERCICIO?

Obviamente, es casi seguro que **si tienes una excelente forma física porque has sido físicamente activo(a) podrás iniciar un plan de ejercicios de intensidad moderada sin ningún problema**. Sin embargo, **si eres una persona sedentaria, o has tenido algunas complicaciones relacionadas con la enfermedad cardíaca que te han obligado a guardar reposo por un período prolongado de tiempo, vas a tener que comenzar por un plan de ejercicio de intensidad muy ligera**. Es cuestión de sentido común. Además, poco a poco se llega lejos. ¡Debes tener paciencia contigo mismo(a)!

GUSTOS Y PREFERENCIAS:

Decidir ser físicamente activo implica un compromiso a largo plazo, por ello debes buscar aquellas actividades o ejercicios que sean de tu agrado. **Si te gusta bailar**, quizás debes buscar opciones que tengan que ver con la música o los movimientos rítmicos. Si, por otra parte**, lo tuyo es caminar** u otras actividades que suponen un traslado de tu cuerpo, pues deberías buscar hacerlo en lugares que te parezcan estimulantes o agradables. Quizás lo tuyo sea hacer una actividad física mientras estás solo(a), pues esto te permite pensar o fomenta tu creatividad, o tal vez prefieras hacerla acompañado(a), para aprovechar conversar con tu pareja o con un grupo de amigos. Pero **es importante respetar tus gustos y preferencias para garantizar una mayor perseverancia en ese tipo de entrenamiento.**

DURACIÓN:

Cuando te hablo de duración, voy a referirme en primer lugar específicamente a la duración de cada sesión de actividad física/ejercicio. Las recomendaciones actuales apuntan a que una persona debería invertir **al menos 150 minutos de actividad física/ejercicio aeróbico de intensidad moderada, por semana.** Esto equivale a 2 horas y media de ejercicio semanal. Si decides dividir esos 150 minutos en 5 sesiones por semana, por ejemplo, de lunes a viernes, con hacer 30 minutos de actividad física/ejercicio aeróbico por sesión, habrás alcanzado los 150 minutos por semana establecidos como mínimo. Por supuesto, las recomendaciones apuntan a que se puede aumentar la cantidad de ejercicio aeróbico **hasta 300 minutos por semana**, lo que significaría hasta 5 horas por semana, es decir, una hora por sesión si decides hacer 5 sesiones por semana.

Las recomendaciones actuales también señalan que, **si la actividad física/ejercicio aeróbico es de intensidad vigorosa, un mínimo de 75 minutos por semana podría ser suficientes**, es decir, unos 15 minutos por sesión si se hacen 5 sesiones semanales.

En cuanto a la duración del programa, te puedo decir que **los principales cambios en la forma física durante la fase de rehabilitación o superhabilitación ocurren en los primeros dos meses**, aunque hay personas en las que todavía a los seis meses se ven adaptaciones importantes en la capacidad funcional aeróbica. Luego de ello, se inicia la llamada fase de mantenimiento, que dura todo el resto de la vida, pues ¡ser un Súper Viviente requiere seguir súper viviendo!

RECUPERACIÓN:

De todos los factores relacionados con la manera en que se diseña un plan de entrenamiento, quizás uno de los menos populares o promocionados es la recuperación. ¿Qué es eso de recuperación? Este término se refiere al **tiempo transcurrido después de la actividad física/ejercicio, cuando tu cuerpo intenta volver a su estado original, previo a la sesión de ejercicio.**

Debes saber algo, que para muchos es un hecho sorprendente. **Hacer actividad física/ejercicio es un tipo de estrés sobre tu organismo**. Implica realizar una serie de complicados ajustes desde el punto de vista muscular, respiratorio, cardiovascular y metabólico. Tu cuerpo intenta satisfacer las exigentes demandas de tus músculos, aumentando la producción de energía, bombeando más sangre, respirando más rápida o profundamente, entre otras tantas adaptaciones. Pero el efecto de entrenamiento se produce precisamente una vez que terminas tu sesión de actividad física/ejercicio. **Apenas te pones a descansar, o**

disminuye el esfuerzo con que estás haciendo ejercicio, tu cuerpo comienza a adaptarse, a reponer las estructuras que le permiten ejercitar, para prepararse para una próxima sesión de entrenamiento. De esa manera, **tu cuerpo, que es inteligente y previsivo, estará mejor preparado para un próximo reto**.

La recuperación normalmente ocurre en dos etapas: **la inmediata y la tardía**. La **inmediata es la que comienza como te dije, cuando baja la intensidad del ejercicio continuo, o cuando detienes la actividad que estás haciendo**. Notarás que todavía tu corazón late rápidamente, y que, dependiendo de la intensidad del ejercicio, tu respiración continúa siendo más rápida o profunda. A medida que pasa más tiempo desde que se detuvo el ejercicio o bajó su intensidad, tu corazón va a comenzar a enlentecerse hasta que tu frecuencia cardíaca/pulso vuelva a los valores que tenías antes de la sesión de ejercicio, y lo mismo pase con tu respiración.

La fase inmediata de la recuperación puede durar un par de minutos, o llegar a durar mucho más, **hasta 15 o 20 minutos**. Todo depende de la intensidad del esfuerzo que hiciste, de tu forma física (si estás en buena forma, se recuperará más rápido, si no, tardará más tiempo), y de tu salud en general (problemas cardiovasculares, metabólicos o incluso virales, pueden afectar tu recuperación y hacerla más lenta).

Un punto importante, sobre todo si estás comenzando a ser físicamente activo(a), es darle un tiempo al corazón para recuperarse significativamente después de la actividad física/ejercicio. Eso significa que, si antes de comenzar tu sesión de ejercicio tenías una frecuencia cardíaca de, por ejemplo, 66 latidos por minuto (lpm), y durante el ejercicio llegó a 108 lpm, deberías esperar que tu frecuencia cardíaca llegara a su frecuencia de reposo (66 lpm) antes de ponerte a hacer alguna otra actividad. Si no llega a dicha frecuencia, aproximadamente 10 latidos por encima (en el caso del ejemplo, serían 76 lpm) es una frecuencia aceptable para dedicarse a otra cosa.

La **fase tardía de la recuperación implica los períodos de tiempo en los que no estás haciendo ejercicio**, más allá de haber vuelto a los valores cardiorrespiratorios de reposo. Es decir, es el espacio de tiempo desde que "volviste a la calma" después de una sesión de ejercicio, hasta la próxima sesión de ejercicio. Durante todo ese tiempo, tu organismo se dedica a reconstruir las estructuras relacionadas con la utilización de energía por parte de tus músculos. También repone las fuentes de energía que habían sido utilizadas durante la sesión de actividad física/ejercicio. Todo esto requiere un tiempo, y se relaciona mucho con la frecuencia con la que debes hacer ejercicio, que es lo próximo que comentaré.

FRECUENCIA:

Hasta hace poco, las recomendaciones generales hablaban de ejercicio tres veces por semana. Hoy, la mayoría de las sociedades científicas **recomiendan hacer actividad física/ejercicio todos los días**, o al menos con un número de sesiones suficientes para completar un mínimo de 150 minutos por semana. Si actualmente no estás acostumbrado(a) a hacer actividad física/ejercicio en forma regular, **es apropiado dejar al menos un día de descanso entre sesión y sesión.** Si ya llevas de dos a cuatro semanas haciendo ejercicio al menos tres veces por semana, podrías progresar a un plan que involucre 5 días a la semana, y un descanso de uno o dos días por semana. Recuerda que te estoy hablando del ejercicio dinámico (aeróbico). **En el caso del ejercicio de fuerza, siempre hay que dejar al menos un día de recuperación entre sesión y sesión de los mismos músculos** (para más detalles, ve el capítulo 8). Volviendo al tema del ejercicio dinámico, si toleras bien la actividad física diaria, de todas maneras, te sugiero seguir el esquema de los Diez Mandamientos: **Descansa al menos un día a la semana (día de reposo).**

INTENSIDAD:

La intensidad de la actividad física/ejercicio es quizás el aspecto más importante que debes tomar en cuenta para iniciar o mantener un plan de entrenamiento. El término intensidad se refiere al "grado de esfuerzo" que se debe poner mientras se está haciendo ejercicio. Clásicamente, la intensidad del ejercicio se ha clasificado en cuatro categorías:

- Ligera
- Moderada
- Vigorosa

- Máxima o cercana al máximo esfuerzo.

A continuación, te voy a comentar cuatro maneras en que se puede medir la intensidad de un ejercicio dinámico (aeróbico).

1. Consumo de oxígeno.

Una de las maneras en que se puede conocer la cantidad de ejercicio aeróbico que estás realizando es a través de la medición (directa o indirecta) del oxígeno que utilizas durante la actividad en sí. Esto se realiza con **aparatos que miden directamente la cantidad de oxígeno** o mediante el uso de fórmulas específicas, generalmente utilizadas durante la **prueba de esfuerzo**.

Tú, al igual que el resto de los seres humanos, puede tomar el oxígeno del aire para utilizarlo en combinación con los alimentos en una compleja serie de reacciones químicas para producir energía, en forma prácticamente ilimitada. **La cantidad de oxígeno que utilizas depende fundamentalmente de la intensidad de la actividad física que estés haciendo**.

Una forma muy sencilla de entender el concepto de consumo de oxígeno es conociendo que, para que cualquier ser humano se mantenga con vida requiere de una cantidad mínima de oxígeno (y para obtener ese mínimo dicha persona tiene que estar sin hacer absolutamente nada), la cual es de aproximadamente 3,5 mililitros de oxígeno por cada kg de peso corporal, por cada minuto estando en reposo. **A esa cantidad se le denomina 1 MET** (el término MET viene por "equivalente metabólico".

Así, cuando estás relajado(a) y sentado(a) en una posición como la que adoptas en una silla playera sin estar haciendo ningún tipo de esfuerzo, estás consumiendo 1 MET de oxígeno.

Es interesante saber que **todos los seres humanos tenemos una capacidad limitada para procesar el oxígeno**. Esa capacidad máxima (también llamada consumo máximo de oxígeno o capacidad funcional aeróbica) depende de factores tales como la **edad** (a mayor edad, menor capacidad funcional aeróbica), el **sexo** (los hombres tienen mayor capacidad funcional que las mujeres), y **ciertas afecciones**, entre ellas las cardiovasculares.

Así, **un hombre de unos 55 años**, sedentario, debería alcanzar en una prueba de esfuerzo un consumo máximo de oxígeno entre unos **9 a 11 METS**. **Una mujer, en cambio**, estaría bien con valores entre **8 y 9 METS**.

Lo interesante de todo esto es que, para lograr un efecto de entrenamiento, una persona puede hacerlo con intensidades de aproximadamente un 50 a 60 % de su capacidad máxima. A continuación, puedes revisar una lista de algunas actividades de la vida cotidiana de acuerdo con el consumo de oxígeno que demanda cada una de ellas: (Ver tabla N.º 2).

Actividad	Intensidad aproximada	Intensidad en METS
Estar acostado y relajado	Reposo (descanso)	1
Planchar	Leve	2,3
Limpiar y quitar el polvo	Leve	2,5
Caminar a 3-4 km/h	Leve	2,5
Pintar/decorar	Moderada	3,0
Caminar a 4-5 km/h	Moderada	3,3
Pasar la aspiradora	Moderada	3,5
Golf (caminando)	Moderada	4,3
Bádminton (por diversión)	Moderada	4,5
Tenis (dobles)	Moderada	5,0
Caminar a 6 o más km/h	Vigorosa	5,0
Cortar el césped (con podadora de gasolina)	Vigorosa	5,5
Ir en bicicleta a 16-19 km/h	Vigorosa	6,0
Baile aeróbico	Vigorosa	6,5
Ir en bicicleta a 19-22 km/h	Vigorosa	8,0
Nadar estilo crol lento	Vigorosa	8,0
Tenis (individuales)	Vigorosa	8,0
Correr a 9-10 km/h	Vigorosa	10,0
Correr a 10-12 km/h	Vigorosa	11,5
Correr a 12-14 km/h	Vigorosa	13,5

Tabla N.º 2: Intensidad cualitativa y en METS de distintas actividades de la vida cotidiana.

2. Frecuencia cardíaca

Otra manera de determinar la intensidad de una actividad física/ejercicio, es mediante la frecuencia cardíaca. Este término se refiere a la **cantidad de veces que late el corazón en un minuto**. Dicha cantidad se puede determinar a través de la toma del pulso arterial y también puede hacerse de otras maneras, como, por ejemplo, las aplicaciones de teléfonos inteligentes.

¿CUÁL ES LA UTILIDAD DE LA FRECUENCIA CARDÍACA EN LOS PLANES DE ENTRENAMIENTO?

Cada vez que haces ejercicio o cualquier actividad física (principalmente aeróbica), tu frecuencia cardíaca tiende a aumentar. ¿Qué tanto debe aumentar? Durante las sesiones de ejercicio, para algunas personas, y quizás sea este tu caso, es conveniente que la frecuencia cardíaca no supere un límite, al que en Rehabilitación Cardíaca le llaman la **Frecuencia Cardíaca Límite**. Este valor puede ser determinado por tu cardiólogo, fisiólogo del ejercicio o tu fisioterapeuta cardiovascular. Por lo general, se calcula con base en los resultados obtenidos de una **prueba de esfuerzo**, y tiene un propósito de servir de elemento guía y de precaución para disminuir los riesgos asociados a la práctica de ejercicio.

A ti te sería conveniente tener una Frecuencia Cardíaca Límite determinada por un profesional de la salud, sobre todo si:

- Tienes o has sufrido una enfermedad cardiovascular o metabólica.

- Tienes síntomas de enfermedad cardiovascular o metabólica.

- Tu médico o fisioterapeuta cardiovascular así lo consideran.

La **Frecuencia Cardíaca Límite** va a ser un elemento, que, si se utiliza adecuadamente, **podría minimizar el riesgo de sufrir un evento cardiovascular** durante tu sesión de actividad física/ejercicio. Pero si no tienes enfermedad o síntomas cardio metabólicos, no tienes por qué utilizar este recurso.

3. Percepción del esfuerzo.

Este término hace referencia a que cuando realizas cualquier actividad física, **puedes sentir una serie de cambios**. Dichos cambios están asociados al aumento de la frecuencia cardíaca, al aumento en la frecuencia y profundidad de la respiración, al aumento de la temperatura corporal, a los movimientos que se producen en tus músculos y articulaciones, entre otros factores. Todas estas sensaciones juntas pueden ser interpretadas mediante el uso de una escala que valora la intensidad de la actividad física realizada. Esta ponderación en la escala es lo que se llama "percepción del esfuerzo" (Observa la tabla N.° 3).

Escala de percepción del esfuerzo de Borg	
6	
7	**Muy, muy suave**
8	
9	**Muy suave**
10	
11	**Suave (ligero)**
12	
13	**Un poco fuerte**
14	
15	**Fuerte**
16	
17	**Muy fuerte**
18	
19	**Muy, muy fuerte**
20	

Tabla N.º 3: Escala de percepción del esfuerzo (Borg)

Cuando hagas actividad física/ejercicio, te debes hacer la siguiente pregunta: ¿Cómo siento el esfuerzo que estoy haciendo? Puede ser que lo percibas "muy, muy suave", "muy suave", "suave", "un poco fuerte", "fuerte", "muy fuerte" o "muy, muy fuerte", y relacionarlo con el número que tienes al lado de la frase, o incluso entre frase y frase.

Para lograr beneficios en tu salud sin aumentar mucho el riesgo de lesionarte, tu percepción del esfuerzo debe estar **entre un 12 y un 14**, es decir, no debe llegar a 15 (no debes sentir el ejercicio como FUERTE o PESADO).

4. Prueba de Conteo Oral.

La Prueba de Conteo Oral es una herramienta que puede ser de utilidad para evaluar el estatus cardiorrespiratorio en personas con deficiencias cardíacas, aunque es cierto que debe realizarse con ciertas precauciones. Esta prueba no es muy conocida en el mundo del fitness y tampoco en el mundo de la rehabilitación cardíaca. Yo tuve conocimiento de ella por una publicación científica de mediados de la primera década de este siglo. Su utilidad se hace evidente en personas que no tienen acceso a recursos de alta tecnología para tomar la frecuencia cardíaca, o en ambientes al aire libre, donde no se cuenta con tablas para estimar la percepción del esfuerzo. Te explico cómo puedes realizar esta prueba:

a) Lo primero que debes hacer es determinar el valor de la **Prueba de Conteo Oral en reposo**, es decir, antes de ponerte a hacer ejercicio aeróbico. Para ello, es necesario que tomes la máxima cantidad posible de aire, y luego cuentes: Un millón uno, un millón dos, un millón tres… y así sucesivamente. El último número que puedas contar antes de tomar otra bocanada de aire es el número que registrarás como Conteo Oral de Reposo. Supón que durante una medición llegaste a un millón 20. El número que registras es 20. El millón no cuenta, sino solo para hacer más lento el conteo.

b) Una vez que estés haciendo ejercicio y quieras saber qué intensidad estás alcanzando, vas a determinar tu **Conteo Oral de Ejercicio**. Para ello, sin detener la actividad, toma una bocanada de aire y cuenta de nuevo: Un millón uno, un millón dos, un millón tres… De nuevo, vas a tomar en cuenta el último número que contaste, sin tomar en cuenta las palabras "un millón". Se supone que el último número que puedas contar en ejercicio va a ser menor que el que obtuviste durante el reposo. Registra este número.

c) Si tu **Conteo Oral de reposo** es menor de 25, un ejercicio moderado puede alcanzarse con **Conteos Orales de Ejercicio** de un 50-60 % del conteo en reposo (Ve tabla N.º 4).

d) Si tu Conteo Oral de reposo es de 25 o mayor, un ejercicio moderado puede alcanzarse con **Conteos Orales de Ejercicio** de un 40-50 % del conteo en reposo (Ve tabla N.º 4).

Así, por ejemplo, si llegaste a contar un millón 20 mientras estabas en reposo, y llegaste a contar un millón

10 durante el ejercicio, la relación que importa es 10 versus 20. Y si divides 10 entre veinte, es un 50%. En este ejemplo, y de acuerdo con lo que te comenté, estarías haciendo ejercicio moderado.

Conteo Oral de reposo	Intensidad de actividad física ejercicio de acuerdo con el conteo oral					
	Vigoroso	Moderado		Leve		Muy leve
10	4	5	6	7	8	9
11	4	6	7	8	9	10
12	5	6	7	8	10	11
13	5	7	8	9	10	12
14	6	7	8	10	11	13
15	6	8	9	11	12	14
16	6	8	10	11	13	14
17	7	9	10	12	14	15
18	7	9	11	13	14	16
19	8	10	11	13	15	17
20	8	10	12	14	16	18
21	8	11	13	15	17	19
22	9	11	13	15	18	20
23	9	12	14	16	18	21
24	10	12	14	17	19	22
25	8	10	13	15	18	20
26	8	10	13	16	18	21
27	8	11	14	16	19	22
28	8	11	14	17	20	22
29	9	12	15	17	20	23
30	9	12	15	18	21	24
31	9	12	16	19	22	25
32	10	13	16	19	22	26
33	10	13	17	20	23	26
34	10	14	17	20	24	27
35	11	14	18	21	25	28

Tabla N.º 4: Relación entre el Conteo Oral durante la actividad física y la intensidad de esta, de acuerdo con el Conteo Oral durante el reposo. Adaptado de: Loose, BD, Christiansen, AM, Smolczyk, JE, Roberts, KL, Budziszewska, A, Hollatz, CG, and Norman, JF. Consistency of the counting talk test for exercise prescription. J Strength Cond Res 26(6): 1701–1707, 2012.

TOTAL:

Hay varias maneras para determinar el total de ejercicio. Pero en el caso del ejercicio dinámico o aeróbico, te sugiero que utilices el tiempo total de ejercicio por semana, e intentar completar entre 150 y 300 minutos de actividad física/ejercicio por semana, si el ejercicio es de intensidad moderada, y entre 75 y 150 minutos de actividad física/ejercicio por semana, si el ejercicio es de intensidad vigorosa.Finalmente, te dejo algunas recomendaciones generales, sobre todo si te estás iniciando en un programa de ejercicio:

1) Selecciona el horario apropiado para el ejercicio (ve el capítulo 5).

2) Si solo puedes hacer una sola actividad de entrenamiento, la más conveniente para la mayoría de las personas es caminar (ve el capítulo 5).

3) Ejercítate solamente **cuando te sientas bien** (ve el capítulo 11).

4) **Espera al menos dos horas** después de comer para comenzar a hacer ejercicio.

5) El ejercicio **no debe convertirse en una competencia** (ni con otros, ni contigo mismo(a)).

6) Procura **no sobrepasar tu frecuencia cardíaca límite**.

7) **Comienza y termina lentamente** tu sesión de

ejercicio (haz calentamiento y enfriamiento).

8) Progresa lentamente... no vas a convertirte en un atleta en dos meses...

SITUACIONES ESPECIALES:

Existen muchas personas que, por sus características particulares, como, por ejemplo: **lo severo de la enfermedad**, su **baja tolerancia al ejercicio** o que están **muy recientes** después de haber tenido un **síndrome coronario**, no pueden comenzar a hacer un plan de ejercicios sino bajo estricta vigilancia médico/sanitaria. Puede ser que este sea tu caso. Si quieres saber si este es tu caso, o si estás enfermo y no has sido chequeado(a) por un profesional de salud, por favor, **dirígete a tu médico antes de disponerte a hacer tu plan de ejercicios,** a fin de que determine cuál es tu situación en particular. Recuerda que **este libro no sustituye a la opinión profesional de tu doctor o fisioterapeuta cardiovascular**.

Para terminar este capítulo, quise conversar con mi colega, la Licenciada en fisioterapia Andrelayka Dellán. Andrelayka es la coordinadora de la sección de Fisioterapia de la Unidad de Rehabilitación Cardíaca "Dra. Deyanira Almeida Feo", del Hospital Universitario de Caracas, en Venezuela, además de ser una prestigiosa fisioterapeuta. A ella le pregunté:

LCDA. DELLÁN: RIESGO/BENEFICIO: ¿CUÁL ES LA RELACIÓN ENTRE LOS DOS? ¿ES

CONVENIENTE O PELIGROSO HACER EJERCICIO EN PERSONAS CON ENFERMEDAD CARDÍACA?

R: Definitivamente, es muy conveniente que hagan ejercicio. Las recomendaciones actuales sobre actividad física y ejercicio de todas las sociedades científicas que se dedican a la salud integral y en particular a la salud cardiovascular, están dirigidas a que **todas las personas deberían ser físicamente activas**. Por supuesto, siempre hay algunas personas a las que se le indica reposar o restringir su actividad física por un período de tiempo mientras se corrigen los problemas que le impiden hacer ejercicio. En cuanto al riesgo, todos tenemos riesgo de tener algún accidente mientras nos ejercitamos. Sin embargo, las personas con enfermedad cardiovascular deben ser más cuidadosas que el resto de la población. Con todo, **los beneficios siempre son mayores al riesgo**. Solo que estas personas deben ser atendidas por un cardiólogo o un fisioterapeuta para aconsejarle debidamente y prescribirle el ejercicio correcto.

¿CUÁL ES EL TIPO DE EJERCICIO/ACTIVIDAD FÍSICA MÁS RECOMENDABLE PARA UNA PERSONA CON ENFERMEDAD CARDIOVASCULAR? ¿POR QUÉ?

R: La más recomendable siempre es **la actividad aeróbica**. Pero ella no debe hacerse sola e independientemente de otros tipos de ejercicios. Es conveniente **combinarla con ejercicios de fuerza, flexibilidad y, de acuerdo con la edad, ejercicios de balance y equilibrio**. El ejercicio aeróbico es el preferido porque brinda muchas ventajas a las personas con enfermedad cardiovascular: quita el cansancio, ayuda a controlar el peso y la tensión arterial, e incluso ayuda a que la persona tenga menos síntomas como el típico dolor en el pecho que tienen los pacientes con angina.

¿CUÁNDO SE PUEDE INICIAR EL EJERCICIO/ACTIVIDAD FÍSICA DESPUÉS DE UN EVENTO CARDÍACO?

R: Los programas de rehabilitación cardíaca están diseñados para **iniciar a partir de las 24 horas después de haber sufrido un evento cardíaco.** Eso implica comenzar en las unidades de cuidado coronario, con los pacientes aún con vigilancia médica extrema. En todo caso, **es el médico cardiólogo el que decide cuándo el paciente es capaz de iniciar un programa de ejercicio**.

¿QUÉ CONSEJOS EN GENERAL LE DARÍA USTED A UN PACIENTE PARA QUE MEJORE SU SALUD CARDIOVASCULAR?

R: Particularmente cuando un paciente ingresa al programa de rehabilitación cardíaca le menciono los múltiples beneficios que obtiene al realizar el programa entre ellos tenemos: conocer sus limitaciones y qué puede hacer según su capacidad funcional y qué no debe hacer.

Al finalizar el programa de rehabilitación, el paciente se dará cuenta de lo valioso que fue agregar a su vida cotidiana la actividad física, lo gratificante que resulta realizarla y poco a poco le va a ir agarrando cariño. Yo incentivo a todos mis pacientes para que sigan adelante realizando actividad física, porque el día que dejen de realizar ejercicio les va a costar retomar el hábito, que mantenerlo en el tiempo no es difícil y se puede lograr con un poco de esfuerzo, y más cuando se notan los múltiples beneficios de la actividad física. Además, les menciono a mis pacientes **que vean al ejercicio como parte de las medicinas que toman**. El mismo debe formar parte de esa medicina vital que necesita para mantener un estilo de vida cardiosaludable.

Una vez trazadas las señales generales para tomar el camino del ejercicio, te invito, amable lector(a), a conocer las señales de cómo puede reaccionar tu cuerpo ante el inicio de un plan de acondicionamiento físico.

P.D: Como ya has visto en este capítulo, y en varios recordatorios, si sufres o has tenido una enfermedad cardíaca, o si tienes algunas molestias que te hacen pensar que tal vez tu corazón no esté del todo bien, el primer paso que debes dar es consultar a un médico, preferiblemente un cardiólogo. No debes intentar resolver tu problema de salud sin tomar en cuenta el criterio de tu médico. Todo Súper Viviente se desempeña dentro de un equipo.

RECURSOS COMPLEMENTARIOS/REFERENCIAS:

1- Ramos MV. Aspectos destacados de las Guías de la Sociedad Europea de Cardiología sobre cardiología deportiva y ejercicio en pacientes con enfermedad cardiovascular. *Rev Urug Cardiol.* 2020; 35:290-300. Esta lectura es muy técnica, pero puede ayudarle a una persona que tenga ciertos conocimientos sobre cardiología y salud del corazón que tal vez sea tu familiar o amigo. O incluso puede que lo seas tú:

2- Te adjunto además, tres episodios del Pódcast "Súper viviente de corazón" Por aquí te dejo el primero:

3- El segundo:

4- El tercero:

CAPÍTULO 4: ¿CÓMO ME HABLA MI CUERPO CUANDO HAGO EJERCICIO?

"Cuanto más fielmente escuches las voces dentro de ti, mejor escucharás todo lo que está sonando afuera"

Dag Hammarksjold

Para cualquier persona es importante interpretar adecuadamente ciertos mensajes o señales. Es fundamental, por ejemplo, que entiendas las señales de tránsito si va a manejar un vehículo. De manera semejante, es necesario que entiendas apropiadamente las señales que te manda tu cuerpo cuando haces actividad física/ejercicio. Tú, como Súper Viviente no solamente vives bien, sino que **debes tener sabiduría para poder tomar las decisiones correctas con la información que posees**. Por ello, quiero compartir contigo las posibles señales a las que deberás prestar atención mientras haces ejercicio.

PRIMERA PARTE: LAS SEÑALES DEL CORAZÓN

En esta primera sección, voy a hacer énfasis en aquellas señales que provienen más o menos directamente del corazón. Algunas de ellas pueden ser nuevas para las personas que no están acostumbradas a hacer actividad física/ejercicio, y, por lo tanto, pueden parecer intimidantes en algún momento. Haré hincapié en las **señales** que pueden estar más frecuentemente **relacionadas con el ámbito cardiovascular.**

I- LA FRECUENCIA CARDÍACA:

Este es un tema muy relevante, y es precisamente porque la salud de tu corazón tiene mucha relación con la frecuencia con que late.

Cada vez que haces actividad física/ejercicio, y sobre todo del tipo aeróbica, **tu cuerpo necesita energía**. La forma en que esa energía puede ser generada y utilizada es mediante el aporte de oxígeno que les llega a tus músculos con la sangre bombeada por tu corazón. De manera que, **si el ejercicio que haces es de baja intensidad, lo normal es que tu frecuencia cardíaca suba solo un poco**, porque en ese caso tu cuerpo necesita poca energía. Si **haces ejercicio de intensidad mediana, tu frecuencia cardíaca subirá moderadamente**. Así mismo, si el ejercicio que haces es de **alta intensidad**, tu frecuencia cardíaca se elevará significativamente, incluso a niveles **cercanos al máximo** posible.

En reposo, (cuando no estás haciendo ejercicio) tu frecuencia cardíaca debe estar **normalmente entre 60 y 100 latidos por minuto** (lpm). En la terminología médica, a una persona que tiene una frecuencia cardíaca por debajo de 60 lpm se le dice que tiene una "**bradicardia**", y a una persona que tiene una frecuencia cardíaca de **100 o más latidos por minuto se le dice que padece una "taquicardia"**.

¿CÓMO TOMAR LA FRECUENCIA CARDÍACA?

Existen varias maneras de tomar la frecuencia cardíaca, entre ellas:

1- El pulso arterial

2- Relojes inteligentes

3- Teléfonos inteligentes

4- Oxímetros de pulso

¿QUÉ ES EL PULSO ARTERIAL?

Es una manera de determinar la frecuencia cardíaca, se toma colocando dos dedos sobre una arteria grande y superficial de tu cuerpo.

¿DÓNDE SE PUEDE TOMAR EL PULSO ARTERIAL?

Hay tres sitios de tu cuerpo en los que puedes tomarte el pulso arterial:

- En la muñeca
- En el cuello
- En la sien

a) Para tomar el pulso en la muñeca:

Coloca los dedos índice y medio sobre la zona indicada en la ilustración (Vea la Figura N.º 1). Luego presiona suavemente, de modo que no comprimas totalmente la arteria, espera hasta sentir **el golpe del pulso**, **cuenta cuántos golpes** (pulsaciones) ocurren en **10 segundos**, y multiplica las pulsaciones por 6.

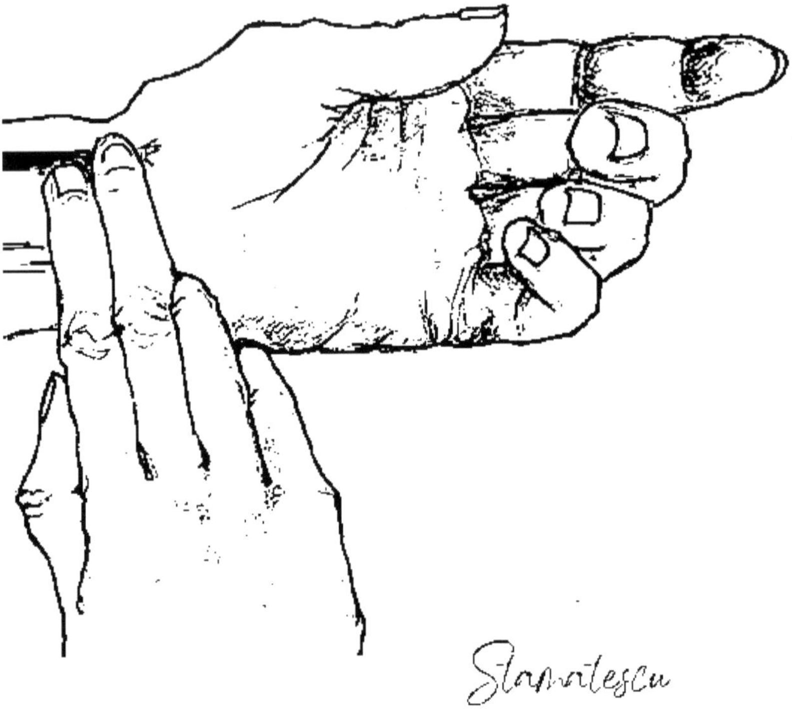

Figura N.º 1: Pulso radial

b) Para tomar el pulso en el cuello:

Coloca los dedos índice y medio sobre la zona indicada en la ilustración, en **un solo lado del cuello** (Ve la Figura N.º 2). Luego presiona suavemente, de modo que no comprimas totalmente la arteria, espera hasta sentir el golpe del pulso, y **cuenta cuántos golpes** (pulsaciones) **ocurren en 10 segundos.** Posteriormente, multiplica las pulsaciones por 6.

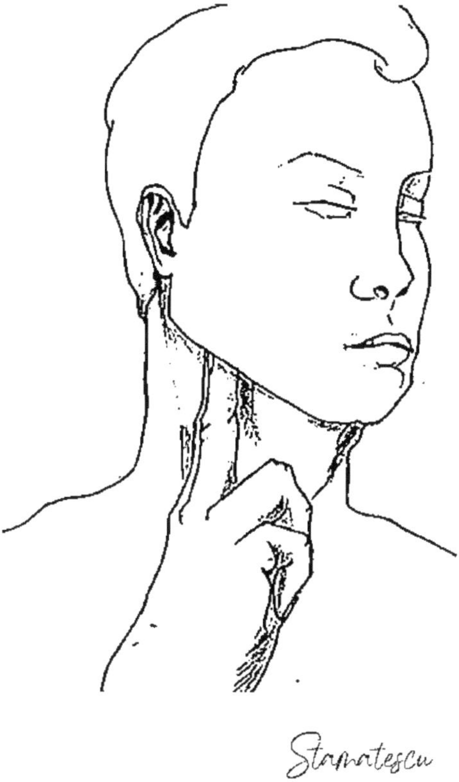

Figura N.º 2: Pulso carotídeo (cuello)

c) Para tomar el pulso en la sien:

Coloca los dedos índice y medio sobre la zona indicada en la ilustración (Ve la Figura N.º 3). Presiona suavemente, de modo que no comprimas totalmente la arteria, y espera hasta sentir el **golpe del pulso**. Luego cuenta cuántos golpes (pulsaciones) ocurren **en 10 segundos**, y **multiplica las pulsaciones por 6.**

Para no tener que multiplicar, puedes utilizar una tabla para simplificar (ve la Tabla N.º 1)

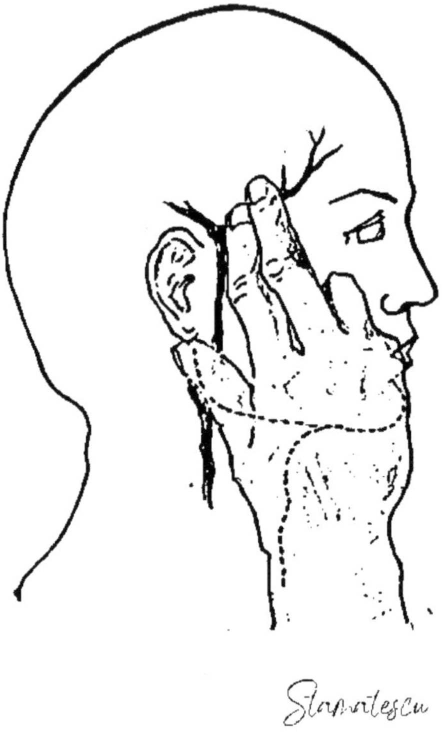

Figura N.º 3: Pulso temporal

Otra forma un poco más compleja, pero quizás más precisa de tomarte la frecuencia cardíaca mediante el pulso, requiere de un cronómetro y una calculadora, además de algo de destreza y sincronización. La secuencia para medir la frecuencia cardíaca sería la siguiente:

- Prepara un **cronómetro digital** (puede ser el de tu

teléfono inteligente). Ponlo en cero.

Si tienes (x) pulsaciones en un tiempo de 10 segundos, tu frecuencia cardíaca por minuto será:	
Pulso en 10 segundos	**Frecuencia cardíaca por minuto**
8	48
9	54
10	60
11	66
12	72
13	78
14	84
15	90
16	96
17	102
18	108
19	114
20	120
21	126
22	132
23	138
24	144
25	150
26	156
27	162
28	168
29	174
30	180

Tabla N.º 1: Cómo obtener la frecuencia cardíaca en un minuto a partir del pulso arterial medido en 10 segundos.

- Coloca los dedos índice y medio en la posición indicada previamente sobre la muñeca para sentir el pulso radial.

- Cuando ya hayas ubicado el pulso radial, activa tu cronómetro a partir de una pulsación cualquiera. Comienza a contar a partir de la próxima onda de pulso (1, 2, 3, 4…) hasta llegar a diez pulsaciones.

- En el **momento en el que llegues a la pulsación número 10, detén el cronómetro.** Observa el número que obtuviste en la medición.

- Ahora habilita tu calculadora (puede ser la de tu teléfono inteligente) y procede a **dividir 600** (es la constante para determinar la frecuencia cardíaca en un minuto) **entre el tiempo** (número de segundos con milisegundos) que midió tu cronómetro. (Ejemplo: 600 entre 9,83 seg = 61,03 = 61 latidos por minuto). El resultado que obtengas es tu **frecuencia cardíaca actual.**

Te recomiendo aprender a tomarte el pulso mediante la **palpación de la arteria radial**, porque es el mejor y más económico método para tomar la frecuencia cardíaca, así como para confirmar el pulso que hayas obtenido de las mediciones hechas por los teléfonos inteligentes o las aplicaciones.

¿CÓMO USAR LOS RELOJES INTELIGENTES?

Los relojes inteligentes **son los métodos comercialmente más precisos para medir la frecuencia cardíaca**, y lo pueden hacer incluso durante el ejercicio. Algunos de ellos van acompañados por cintas torácicas que hacen la medición más confiable, aunque a veces durante el ejercicio pueden resultar incómodas para la respiración.

¿Y LAS APLICACIONES PARA TELÉFONOS INTELIGENTES?

Existen muchas aplicaciones, tanto pagas como gratis que pueden ser usadas para medir la frecuencia cardíaca. **Es el método más económico si ya tienes un teléfono inteligente,** pero es difícil de usar mientras se está haciendo ejercicio, a menos que se usen las cintas torácicas que algunas casas comerciales venden como accesorios.

Si cuentas con un teléfono inteligente Android o Apple, puede descargar en la **Play Store** o en la **App Store** alguna aplicación para tomar la frecuencia cardíaca. Algunas aplicaciones no están diseñadas para detectar arritmias en el pulso. Otras sí pueden hacerlo, aunque tienen un costo adicional. Ninguna aplicación puede sustituir una evaluación o una opinión médica. Solo tienen la intención de mostrar la frecuencia cardíaca en un momento en particular.

¿SE PUEDEN USAR LOS OXÍMETROS PARA MEDIR LA FRECUENCIA CARDÍACA?

Los oxímetros de pulso son dispositivos que permiten medir la cantidad de oxígeno que es transportado en los pequeños vasos de los dedos. Se han vuelto muy populares después de la aparición de COVID-19. Para su uso solo se necesita que introduzcas el dedo en el dispositivo.

El oxímetro de pulso ofrece dos lecturas:

La primera es la **saturación de oxígeno** (importante en la valoración de las personas con sospecha o diagnóstico de COVID-19). La saturación normalmente debe estar en 95 % o más. En caso de ser 94 o menos, es necesario buscar asistencia médica.

La segunda es la **frecuencia cardíaca**. Aunque no está diseñado específicamente para medir principalmente la frecuencia cardíaca, si tienes este equipo, puedes usarlo con este fin.

¿ES NORMAL TENER UNA BRADICARDIA?

Al igual que a muchas personas que han padecido una enfermedad cardíaca, es posible que tu cardiólogo te haya recetado **un tipo de medicina que disminuye sensiblemente tu frecuencia cardíaca**. Estas medicinas son las llamadas "**betabloqueantes**", y son la causa más frecuente de bradicardia entre las personas que tienen este tipo de enfermedad.

Así mismo, las personas que tienen una forma física muy buena, me refiero en particular a **los atletas de élite** de disciplinas tales como las carreras de larga distancia, el ciclismo o la natación, entre otras actividades deportivas, **tienden a presentar bradicardias durante el reposo**. Siempre recuerdo el reporte anecdótico de aquel gran ciclista español, Miguel Induráin, ganador por cinco años consecutivos del Tour de Francia, en el que se indicó que presentaba una frecuencia en reposo de apenas 28 lpm. Si eres un atleta de talla mundial, es posible que tu corazón presente tales adaptaciones a un formidable volumen de entrenamiento físico.

En cualquiera de las dos circunstancias anteriores, es posible presentar una frecuencia cardíaca en reposo que sea inferior a los 60 lpm. De no tener alguna de estas dos explicaciones, quizás sea un hallazgo anormal, por el que deberías pedir una opinión médica.

¿ES NORMAL TENER TAQUICARDIA?

De la misma manera que en el caso de la bradicardia, la **taquicardia** puede tener un origen medicamentoso. En la mayoría de los casos, no ocurre como consecuencia de algún medicamento (aunque existen algunos que elevan la frecuencia cardíaca, como por ejemplo la dobutamina, usada en pruebas de estrés ecocardiográficas), sino **como consecuencia de la suspensión** (muchas veces involuntaria, por olvido) **de la toma de betabloqueantes**. Así, de modo reflejo, el corazón responde a la ausencia de la dosis de este fármaco, aumentando su frecuencia cardíaca de modo exagerado. Esta no es una respuesta deseable, pero puede ser justificada por la suspensión del medicamento. Por ello es tan importante que **nunca olvides tomarte tus medicinas en la dosis y horarios recomendados por tu médico**. Si no estás tomando medicinas, puedes hacer caso omiso a esta advertencia.

Las taquicardias también podrían ser explicadas por la ingesta de algún agente estimulante del sistema nervioso, como por ejemplo el **café o el alcohol**, o por un estado de estrés agudo o crónico (como por ejemplo que una persona esté sufriendo de una crisis de ansiedad). Como puedes observar, no es normal tener taquicardia, pero si es debida a alguna de estas causas, simplemente es la respuesta normal del organismo ante estímulos estresantes (así es… el alcohol es un agente estresante para el corazón).

Pero el principal agente responsable por que tengas una taquicardia durante la actividad física es la propia actividad física/ejercicio. **Es absolutamente normal que durante el ejercicio o algunos minutos después de haber terminado tu sesión de entrenamiento, tu frecuencia cardíaca suba** de acuerdo con la intensidad de la actividad que hiciste. Así, tener más de 100 latidos por minuto durante o después de la actividad física es normal, y no debes preocuparte en lo absoluto por ello.

¿CUÁNTO PUEDE SUBIR MI FRECUENCIA CARDÍACA DURANTE EL EJERCICIO?

La frecuencia cardíaca, como ya te he comentado, puede elevarse muy significativamente, casi siempre en relación con la intensidad del esfuerzo que realices. (Ve la Figura N.º 4).

Fíjate que de acuerdo con lo que señala esta figura, la mayoría de las personas tendrían una frecuencia cardíaca de unos 60 latidos por minuto mientras estuvieran inactivos. Durante una actividad ligera, suave, su frecuencia cardíaca podría subir cerca de los 90 latidos por minuto. Llegarían a 120 durante el esfuerzo moderado, y a 150 o más durante los esfuerzos intensos o máximos.

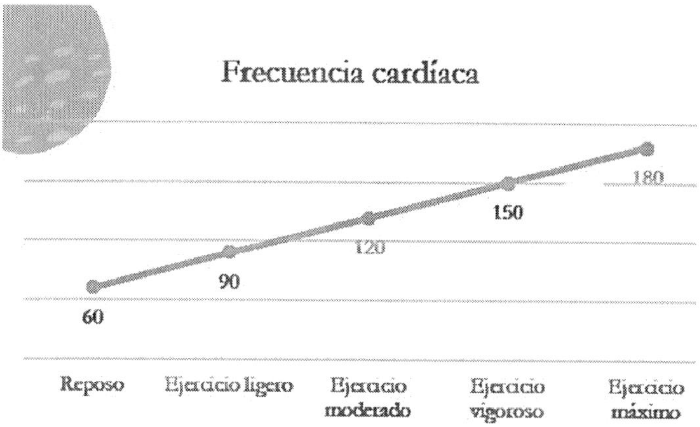

Figura N.º 4: Relación entre la frecuencia cardíaca y la intensidad del ejercicio aeróbico o dinámico

Existen muchas fórmulas para determinar cuánto es el máximo número de veces que puede latir tu corazón en un minuto. A ese número se le llama **Frecuencia Cardíaca Máxima (FCMáx)**. La FCMáx se alcanza cuando una persona llega a hacer un máximo esfuerzo físico, y es una medida que **permite identificar la máxima capacidad de trabajo del sistema cardiovascular**, y, por ende, la máxima capacidad para hacer ejercicio aeróbico. Es como medir cuál es la velocidad máxima que puede obtener un vehículo. Mientras más rápido corre, podrías decir que está en mejores condiciones. Si un vehículo puede llegar a 220 km/h, puedes deducir que está en plenas condiciones. Si ese mismo modelo sólo puede llegar a 120 km/h, dependiendo del motor y la versión, podrías especular que no está del todo bien. A pesar de que tú no eres un vehículo automotor, puedes establecer un paralelismo entre estos ejemplos y la máxima cantidad de veces que late tu corazón.

Una de las fórmulas más sencillas (no necesariamente la más exacta) para calcular la FCMáx es la siguiente:

FCMáx = 220 – edad

De manera que, si tú, amable lector(a), tienes 50 años, con restar 220 – 50 = 170 latidos por minuto. Tu FCMáx en teoría sería 170 latidos por minuto.

Una de las cosas que puedes aprender de esa fórmula es que la edad importa. **El sistema cardiovascular envejece**, y su envejecimiento hace que **por cada año que pase** (sobre todo después de haber llegado a los 20 – 25 años) **tú y yo tengamos aproximadamente un latido por minuto menos en nuestra frecuencia cardíaca máxima**. Por ende, la capacidad para llegar a hacer esfuerzos máximos también se deteriora con el paso del tiempo. No es un tema de solo tener la actitud correcta. **El deterioro asociado a la edad existe. Lo importante es evitar que sea excesivo**.

A pesar del énfasis que parece que le estoy poniendo a la FCMáx, para la mayoría de las personas no es un valor de mucha significación en su vida cotidiana. Los cardiólogos y los especialistas del ejercicio físico utilizan la FCMáx como una meta a alcanzar durante las pruebas de esfuerzo. Es una forma más o menos objetiva de **demostrar que has alcanzado tu máximo trabajo cardiovascular**.

Pero si no eres cardiólogo o especialista del ejercicio, no

tendrás mucho que hacer con este valor. Hasta el momento en que escribo esto, **no hay estudios científicos que hayan demostrado que hacer ejercicio de máxima intensidad es recomendable** para prevenir o tratar las enfermedades cardiovasculares.

Por el contrario, en la mayoría de los programas de rehabilitación cardiovascular, se le informa al paciente cuál es su **"Frecuencia Cardíaca Límite" (FCLím)**. El concepto de FCLím es uno de los elementos que tradicionalmente se ha utilizado para planificar un programa de entrenamiento físico para las personas con riesgo cardiovascular aumentado. Como ya te comenté en el capítulo anterior, **puedes consultar con tu cardiólogo o tu fisioterapeuta cardiovascular tratante, para saber si este concepto te es pertinente**, y cuál es este valor para tu caso en particular.

La FCLím es, como su nombre lo indica, **un valor de tu frecuencia cardíaca que no deberías superar durante tus sesiones de entrenamiento.** Ese límite, casi siempre **establecido con base en los resultados de una evaluación cardiovascular que incluye una prueba de esfuerzo**, te servirá para minimizar el riesgo de que te ocurra un accidente por "**exceso en la intensidad del ejercicio**" que estás realizando.

Si tienes indicada una FCLím, y durante el ejercicio la sobrepasas, debes dejar de hacer lo que estás haciendo y bajar tu intensidad de esfuerzo, o descansar hasta que tu frecuencia cardíaca vuelva a los valores de reposo.

II- LAS PALPITACIONES.

Se le dice palpitación a la **percepción del latido cardíaco (normal o no) en el pecho**. Prácticamente, todo el mundo ha tenido palpitaciones. Es posible que ahora mismo recuerdes cómo latía tu corazón aquella tarde en que estabas esperando la llegada de tu ser querido. También, si haces memoria, podrías recordar cómo sentiste que tu corazón latía después de haber subido todos esos tramos de gradas o escaleras, o cuando tu equipo deportivo estaba a punto de lograr el campeonato, y todo se podía definir en una sola jugada decisiva. Esa percepción de los latidos cardíacos es a lo que los profesionales de la salud llaman palpitaciones.

El punto aquí es que ese tipo de palpitaciones son totalmente normales, porque tienen un origen normal. **Es normal que una emoción fuerte haga latir más fuertemente o más rápidamente tu corazón.** Pero existe otro tipo de palpitaciones. Unas a las que deberías prestarle atención si es que algún día las padeces. De ellas quiero hablarte a continuación.

A veces el corazón se acelera sin que sea una respuesta a una emoción o a una actividad física. En otras ocasiones, el corazón, que es rítmico por naturaleza, tiene algunas alteraciones en su ritmo, y produce latidos desordenados. **Ese tipo de alteraciones, que producen latidos anormales en frecuencia o en ritmo, son las llamadas arritmias**. Las arritmias en algunas ocasiones pueden sentirse en el pecho y son percibidas como palpitaciones. Dichas palpitaciones muchas veces pueden ocasionar preocupación a los pacientes, porque, por ejemplo, aparecen en reposo, o están asociadas con sensaciones molestas en el pecho (dolor, ahogo, el corazón pega brincos).

¿QUÉ HAGO SI TENGO PALPITACIONES?

Si llegas a tener palpitaciones anormales o molestas, es recomendable que procedas a tomarte el pulso para ver si hay alteraciones del ritmo o un aumento de la frecuencia del pulso arterial. Por eso te es útil aprender cómo tomarte el pulso. **Tomarse el pulso durante un minuto continuo puede ser suficiente.** Si nunca has sido evaluado en este sentido, sería conveniente **consultar con tu cardiólogo para que verifique el origen de tus palpitaciones** a través de un Electrocardiograma o un Holter electrocardiográfico. Durante tu consulta cardiológica, puedes dar cuenta de tus síntomas y de tus hallazgos al tomarte el pulso. En la mayoría de los casos, las palpitaciones no son peligrosas. Sin embargo, en algunos casos, es necesario iniciar una terapia medicamentosa o realizar algún otro procedimiento para controlar o eliminar las arritmias que dieron origen a las palpitaciones.

III- LA PRESIÓN ARTERIAL.

La presión o tensión arterial es la medida de la **presión que tienen las arterias como producto del paso de la sangre a través de ellas.** Al medirla, puedes estimar la presión con la que viaja la sangre por tus arterias. Puedo recordarte que la lectura de la presión arterial siempre ofrece dos medidas distintas, por eso habrás oído frases como: "**tienes la presión en 120/80**". Dos medidas. A veces escucharás que dicen: "Tienes 12/8". **Doce – ocho no existe**. Es 120 – 80, porque son **milímetros de mercurio**, y no centímetros de mercurio. Y el porqué de los dos valores, se explica porque el corazón tiene dos movimientos: El primero, se llama **sístole**, que es cuando se **contrae y expulsa la sangre** con fuerza, y de allí se origina la primera lectura: la llamada **tensión sistólica**, que en el ejemplo que te di, sería 120 mmHg. El segundo movimiento del corazón es la **diástole**, que es cuando se relaja, y la válvula que separa al corazón de las arterias, se cierra. Es en ese **momento que la presión de la sangre baja en las arterias**, y se origina la segunda lectura, o **tensión diastólica**, que en el ejemplo que te di, sería de 80 mmHg. Así, las dos lecturas son dos presiones distintas: la sistólica y la diastólica. La primera es la **Presión Arterial Sistólica**, la que revela específicamente la **fuerza con la que el corazón bombea la sangre**. Es la presión de bomba. La puedes identificar porque es la primera medida, que siempre es más alta. La segunda medida es la **Presión Arterial Diastólica**, que se relaciona con la **resistencia de las arterias** al paso de la sangre, y es la medida más baja.

Una de las razones por las que no es tan común controlar la presión arterial en personas que hacen ejercicio, es porque los cambios más significativos ocurren DURANTE el ejercicio, y no después del mismo. Por eso no es tan útil tomar la tensión después de haber terminado el ejercicio, sino que debería hacerse mientras se hace ejercicio. Y no siempre es fácil tomarse la tensión uno mismo mientras se camina, corre, nada o monta bicicleta. Punto en contra para la toma de la tensión arterial.

¿CÓMO ME PUEDO TOMAR LA TENSIÓN ARTERIAL?

Existen distintos equipos disponibles para tomar la tensión arterial, como, por ejemplo:

- Tensiómetros **aneroides**
- Tensiómetros de **mercurio**
- Tensiómetros **digitales para el brazo**
- Tensiómetros **digitales de muñeca**

Sea cual sea el equipo por utilizar, al tomarte la tensión deberías:

- Tener la **vejiga vacía**.
- Estar **sentado(a)** y tranquilo(a) por al menos **cinco minutos**.
- **Sin hablar** o chatear.
- Sentado(a) en un asiento con **apoyo para la espalda**.
- **Pies bien apoyados** en el piso.
- Las **piernas no** deben estar **cruzadas**.
- El brazalete debe estar colocado sobre la piel del brazo o del antebrazo, de acuerdo con el tipo de tensiómetro (de brazo o de muñeca).

- El antebrazo debe descansar sobre una superficie plana.

¿CON QUÉ EQUIPOS CUENTAS?

Lo primero que necesitas para tomarte la tensión, es un tensiómetro. Suena bastante obvio, pero no lo es. Te lo digo porque quisiera aclararte algo que quizás no sea tan diáfano para ti:

- Una forma muy básica de **clasificar** los tensiómetros, sería esta: los que **tienen brazalete**, y los que **no tienen brazalete**. Cuando digo brazalete, me refiero al manguito que envuelve el brazo a modo de torniquete que comprime tu brazo o muñeca. Los sistemas que toman la tensión arterial sin brazalete son los dispositivos como los relojes inteligentes. Quizás hayas visto aplicaciones en tu teléfono que dicen que sirven para registrar la tensión arterial. Es literalmente eso lo que hacen. Registran la tensión arterial que tú les proporcionen, y la guardan en una especie de diario, pero no te miden la tensión. Es una diferencia importante.

Entonces, de acuerdo con lo que te he dicho, en esta ocasión solo **te voy a hablar de tomarte la tensión con los tensiómetros con brazalete**. Éstos a su vez pueden ser de dos tipos, **digitales o analógicos**. Comenzaré por hablarte de los analógicos.

Los **analógicos** son los que podrías llamar "tradicionales". Los hay de **mercurio y** esos que le dicen "de relojito", que en realidad se llaman **aneroides**. Te hablaré de cada uno de ellos.

- Los **tensiómetros aneroides**, que son esos que tienen una especie de **manómetro** o relojito (que recuerda el círculo de un reloj de agujas), con una **aguja** que se mueve de acuerdo con la presión que existe en el brazalete. Son moderadamente económicos y bastante ecológicos, porque no necesitan mercurio para su confección ni funcionamiento. Su defecto principal es que **pueden descalibrarse**, y por ello necesitan un mantenimiento más o menos periódico para garantizar sus mediciones.

- Los tensiómetros **de mercurio**, que, como su nombre indica, incluyen un pequeño depósito de **mercurio líquido** que se desplaza hacia una columna de vidrio que tiene una escala en milímetros que cuantifica directamente la presión del brazalete en milímetros de mercurio. Son muy precisos, pero no son tan económicos, y desde el punto de vista ecológico, **altamente contaminantes** por el uso del mercurio. Así que **la OMS ha desalentado desde 2013 la fabricación y el comercio** de este tipo de tensiómetros, y por eso, difícilmente puedas adquirir uno de estos.

Cuando vas a usar un tensiómetro analógico, bien sea aneroide o de mercurio, tienes que usar también un **estetoscopio**. El estetoscopio es ese dispositivo que está colgado al cuello de prácticamente todos los doctores en la vida real y sobre todo, en las series de televisión, y que sirve para escuchar el corazón, los pulmones y las arterias, entre otras partes del cuerpo. Los estetoscopios a veces incluso están pegados a los brazaletes. La idea del estetoscopio es que **vas a escuchar los ruidos de las arterias** de tu brazo.

Ahora te voy a explicar el mecanismo por el cual se obtiene la medición de tu presión arterial usando tensiómetros analógicos y estetoscopio. La magia ocurre en el brazalete. El brazalete es un manguito de goma que envuelve tu brazo y recibe aire del exterior. El aire es bombeado al interior del brazalete mediante una bombilla insufladora que tiene una válvula que impide que el aire se devuelva y **el brazalete se llene a la presión que aparece en el manómetro** o en la columna de mercurio. A medida que metas más presión en el brazalete, este va a comprimir con más fuerza las arterias del brazo, y va a llegar un punto en el que se van a obstruir por completo. Es el llamado **efecto de torniquete**. Una vez que ya no pasa sangre por la arteria, y esto lo sabrás si te das cuenta de que en tu muñeca no sientes pulso, comienza a bajar la presión abriendo un poquito la válvula. Entonces, con la membrana o campana del estetoscopio colocada sobre la arteria del brazo, podrás comenzar a **escuchar la turbulencia del flujo sanguíneo** de la arteria de tu brazo. El momento en el que comienzas a escuchar esos sonidos, es lo que se llama tensión sistólica. Y así seguirás escuchando: pum, pum, pum, hasta que desaparezcan los sonidos. El último sonido o pum, es la presión diastólica. Así de simple.

Por otro lado, los tensiómetros **digitales** pueden ser de dos tipos: los de **brazo** y los de **muñeca**. Te cuento que los de brazo son más precisos que los de muñeca, y de hecho, algunas sociedades científicas como la Sociedad Española de

Cardiología, recomienda que **uses los de brazo** en vez de los de muñeca.

Su uso es mucho más simple. Sólo tienes que colocar el brazo en el brazalete, y listo. En algunos modelos, tú mismo tienes que insuflar la bombilla. En los más recientes, todo es automático. Sólo tienes que presionar start, y dejar que la máquina haga todo sola. No hay bombilla, válvula, ni estetoscopio que tengas que controlar. La información de tu medición aparece en la pantalla. No tienes que hacer más nada.

Técnica de la medición manual:

Después de colocado el brazalete a **dos centímetros por encima del pliegue del codo**, cierra la válvula y **llena la cámara de aire** de este hasta que no pase más sangre (no habrá pulso en la muñeca: aproximadamente con una presión de 200 mmHg).

Coloca la campana o membrana del estetoscopio justo por encima del pliegue del codo en su parte más cercana al cuerpo de quien le estás tomando la tensión, y **ve liberando el aire del brazalete**. Escucha cuando aparece el **primer sonido** (presión sistólica).

Sigue liberando el aire hasta que identifiques también en qué momento deja de escucharse el último sonido (presión diastólica). Luego deja salir todo el aire del brazalete y retíralo. **Registra la presión en que escuchaste el primer y el último sonido.**

Como debes haber deducido de este relato, no es tan sencillo tomarte la tensión de manera manual a ti mismo(a). Para hacerlo más fácil, existen las mediciones automáticas.

Técnica de la medición automática:

Como ya te indiqué, solo tienes que colocar el brazalete, prender el equipo, y presionar el botón de inicio/start. Espera a que la presión suba en el brazalete y luego baje. **Registra la presión que aparece en la pantalla**.

¿CUÁNTAS MEDICIONES DEBO REALIZAR?

Para descartar hipertensión:

En la mañana: 2 mediciones, separadas por al menos 3 minutos entre una y otra, antes de tomar los medicamentos antihipertensivos.

En la noche: 2 mediciones separadas por al menos tres minutos entre una y otra.

¿QUÉ TANTO ME PUEDE SUBIR LA TENSIÓN ARTERIAL DURANTE EL EJERCICIO?

La presión arterial (en particular la presión arterial sistólica) va a subir de una manera proporcional a la intensidad del ejercicio que hagas. En la figura N.º 5, puedes observar un ejemplo de lo que podría ser esta respuesta de la tensión arterial. Fíjate que la presión arterial diastólica normalmente no se modifica o se modifica muy poco con la intensidad del ejercicio. **La única que debería aumentar es la presión arterial sistólica, y lo hace en una forma muy parecida**

al incremento de la frecuencia cardíaca.

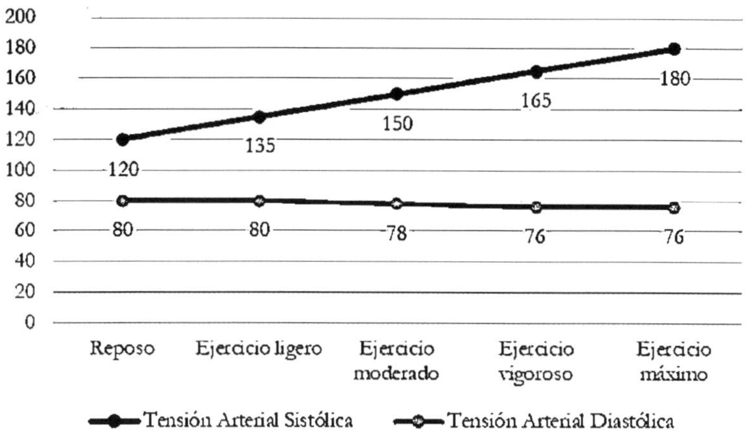

Figura N.º 5: Relación entre la tensión arterial y la intensidad del ejercicio aeróbico o dinámico

Tal como en el caso del pulso límite, la presión arterial tiene un límite más allá del cual no es conveniente que se eleve. Para la mayoría de los casos, **se desaconseja hacer ejercicio con presiones que superen los 200/110 mmHg,** aunque **la última palabra en cuanto a este límite la tiene tu médico cardiólogo,** sobre todo si ya te hiciste una prueba de esfuerzo recientemente.

¿Y SI MI TENSIÓN ARTERIAL BAJA?

No es normal que la presión arterial baje durante el ejercicio. Como ya te comenté, lo normal es que la presión arterial sistólica suba. La presión diastólica podría descender, pero la sistólica no debería hacerlo. En caso de que la presión sistólica baje durante el ejercicio, hay que **suspender la sesión y referir esto al cardiólogo**.

ALGUNAS CONSIDERACIONES ADICIONALES:

- Si tienes una tensión arterial **superior a 180 de sistólica o 120 de diastólica**, vuelve a tomar tu tensión. Si sigue alta, es posible que tengas una **crisis hipertensiva**. Si además tienes señales como **dolor en el pecho, dificultad para respirar, dolor de espalda, entumecimiento/debilidad, cambio en la visión o dificultad para hablar**, no esperes para ver si tu presión baja por sí sola. **Llama a emergencias y sigue sus instrucciones.**

- Una sola lectura alta no es una causa inmediata de alarma. Si obtienes una lectura leve o moderadamente más alta de lo normal, **tómate la presión arterial por segunda vez y anota los resultados de las dos mediciones**. Consulta a su profesional de la salud para verificar si hay un problema de salud o si puede haber algún problema con su tensiómetro.

- Las personas con **fibrilación auricular** u otras arritmias pueden no ser buenos candidatos para tomarse la tensión en su casa con los tensiómetros digitales.

- Se han realizado varios estudios para determinar cuál es una **variación normal entre el brazo derecho e izquierdo**. En general, cualquier **diferencia de 10 mm Hg o menos se considera normal** y no es motivo de preocupación.

- Una medición de la presión arterial **es como una fotografía**. Solo te dice cuál es tu presión arterial en ese momento. Un registro de lecturas tomadas a lo largo del tiempo proporciona más información que puede ayudar a tu médico a tomar las mejores decisiones.

IV- EL DOLOR DEL CORAZÓN

Este es uno de los temas más delicados e importantes que debe tratar un libro relacionado con la salud cardiovascular y el ejercicio. Y **es un aspecto que debes tener controlado con tu médico cardiólogo**. Te debo recordar que lo que te indicaré a continuación, es parte de las recomendaciones generales que se le hacen a las personas que tienen dolor de origen cardíaco en los programas de rehabilitación cardíaca, y **de ninguna manera debe sustituir el consejo médico particular que te dé tu cardiólogo**. Muchos de los supervivientes a un ataque cardíaco, han sufrido mucho durante y después de la crisis de dolor que acompaña a la mayoría de los eventos coronarios.

¿El CORAZÓN ME PUEDE DOLER?

He escuchado muchas veces que hay personas que dicen que el corazón no duele. Esto es falso. El corazón tiene sensibilidad para el dolor, por lo que es posible que, si tiene una lesión, podamos percibirla mediante una sensación dolorosa. La mayoría de las personas que han sufrido un infarto del miocardio o una angina de pecho podrían testificar que **efectivamente, el corazón duele**.

Las lesiones del corazón pueden producir sensaciones desagradables que van desde algo tan discreto como una "molestia", hasta manifestaciones de dolor tan dramáticas que llegan a inducir el llanto.

Existen distintas razones por las que un corazón puede doler.

- Dolor por obstrucción grave y súbita de las arterias coronarias (**Infarto del miocardio**)
- Dolor por una obstrucción fija y prolongada de las arterias coronarias (**Angina de pecho**)
- Dolor por inflamación del corazón (**miocarditis o pericarditis**)
- Dolor por alteración en la función valvular (**prolapso mitral**)
- Dolor por lesión repentina de los vasos que salen del corazón (disección aórtica)
- Otras menos frecuentes, como las **arritmias**.

De ellas, las más frecuentes son las dos primeras (cardiopatía isquémica)

¿ES NORMAL QUE EL CORAZÓN DUELA DURANTE EL EJERCICIO?

No. **No es normal que el corazón duela**. Sin embargo, el dolor originado en el corazón puede desencadenarse durante una sesión de ejercicio. En la mayoría de los casos en que esto ocurre, es consecuencia de una obstrucción en las arterias coronarias, lo que produce una disminución en la cantidad de oxígeno que le llega al corazón (ISQUEMIA DEL MIOCARDIO), y a ese dolor se le denomina ANGINA DE PECHO. Dicho dolor es una señal de alerta del corazón que amerita suspender inmediatamente el ejercicio o actividad física.

¿DÓNDE SE SIENTE EL DOLOR DEL CORAZÓN?

Como el corazón es una víscera, el dolor del corazón es difuso, generalmente **localizado en la mitad del pecho**, aunque puede sentirse en la espalda, lado izquierdo del pecho, estómago, cuello, mandíbula y uno o ambos brazos.

¿CÓMO SABER QUE ES MI CORAZÓN EL QUE ME ESTÁ DOLIENDO?

Existen algunos detalles que pueden hacer más sencillo diferenciar al dolor de origen cardíaco.

- Se **relaciona con el esfuerzo físico** o una situación emocional (aplica para todos los dolores originados en el corazón). El dolor del corazón tiende a aparecer cuando estás haciendo una actividad física, ejercicio o estás bajo estrés emocional.

- **Desaparece con el reposo o descanso** (aplica para la mayoría de los dolores originados en el corazón) o con medicamentos vasodilatadores coronarios de acción rápida (aplica en los casos de angina de pecho). Los vasodilatadores coronarios son medicamentos como la nitroglicerina o el dinitrato de isosorbida, que por lo general se administran por vía sublingual en caso de requerir que tengan una acción inmediata sobre las arterias coronarias, y deben ser indicados por un médico, si él considera que la situación los amerita.

- **No se localiza con la punta de los dedos**. El corazón es una víscera que está dentro de la caja torácica. No puede ser palpado con nuestras manos.

- **No se asocia con cambios de posición**. (A menos que se trate de una pericarditis)

- No se asocia con movimientos respiratorios (A menos que se trate de una pericarditis)

- En caso de duda, recuerda siempre consultar con tu médico.

¿QUÉ HAGO SI MI CORAZÓN ME DUELE MIENTRAS ESTOY HACIENDO EJERCICIO?

Primero: Debes **detener lo más rápidamente posible la actividad** que esté haciendo, y de ser posible, buscar un sitio para sentarse o apoyarte en una pared. La idea es que tu corazón deje de hacer un trabajo excesivo como el que le desencadenó la molestia.

Segundo: Si la molestia desaparece inmediatamente, espera al menos **cinco minutos para moverte**. Si no desaparece, coloca debajo de tu lengua **una pastilla** del vasodilatador coronario que te haya indicado tu médico, y **espera al menos tres minutos**.

Tercero: Si la molestia desaparece dentro de los tres minutos de la toma del medicamento, espera al menos cinco minutos más para moverte. Si no desaparece, coloca debajo de tu lengua **una segunda pastilla** del vasodilatador coronario que te haya indicado tu médico, y **espera al menos tres minutos más.**

Cuarto: Si la molestia desaparece dentro de los tres minutos de la toma de la segunda pastilla, espera al menos cinco minutos más para moverte. Si no desaparece, coloca debajo de tu lengua **una tercera pastilla** del vasodilatador coronario que te haya indicado tu médico, y espera al menos **tres minutos** más.

Quinto: Si la molestia desaparece dentro de los tres minutos de la toma de la tercera pastilla, espera al menos cinco minutos más para moverte. **Si no desaparece, busca trasladarte inmediatamente a un centro de emergencia**, puesto que tu problema no podrá ser solucionado solamente mediante el uso de los vasodilatadores coronarios. Solo un médico en un centro especializado puede resolver este tipo de percances.

SEGUNDA PARTE: SEÑALES DE OTROS ÓRGANOS O SISTEMAS.

Por supuesto, existen muchos otros órganos o sistemas que pueden darle alguna señal o advertencia mientras estás haciendo ejercicio, inmediatamente después de terminar tu sesión de entrenamiento, o incluso horas y días después del ejercicio. Haré énfasis solamente en aquellas señales que tienen relación con tu salud cardiovascular y con el riesgo de complicaciones durante tu programa de entrenamiento inicial.

I- LOS DOLORES MUSCULARES.

Los músculos son los órganos responsables del movimiento de su cuerpo. Ellos son los encargados de convertir la energía química de los nutrientes en energía mecánica que moviliza las articulaciones y los diferentes segmentos corporales involucrados durante cualquier actividad física.

Los músculos pueden sufrir muchos tipos de dolores. Te relataré brevemente aquellos que debes tomar en cuenta para saber qué hacer con ellos.

a) Los **dolores que se presentan durante el ejercicio**, relacionados con **la intensidad del esfuerzo** que se está haciendo.

Estos dolores los puedes reconocer porque ocurren mientras haces ejercicio, aparecen en algún momento del ejercicio y desaparecen o disminuyen cuando bajas la intensidad de la actividad física que estás haciendo. Generalmente, son dolores asociados a la fatiga del músculo, y de alguna manera, son deseables, puesto que indican que la intensidad del esfuerzo es suficiente como para estresar al músculo y posteriormente, producir adaptaciones que serán beneficiosas para tu organismo. Son ejemplos típicos de estos dolores, el dolor en la cara delantera del muslo (músculo cuádriceps) cuando se maneja bicicleta o se sube escaleras, el dolor en la pantorrilla (músculos gastrocnemios) cuando se trota, o el dolor en los brazos (músculo bíceps) cuando se hacen flexiones de codos (curls) con pesas.

Lo bueno de este tipo de dolores o molestias es que te muestran cuáles son los músculos que estás entrenando, o el grado de participación que tienen esos músculos de acuerdo con la intensidad del ejercicio. Lo malo, es que pueden limitar el ejercicio porque señalan una advertencia por parte del músculo, que indica que está llegando cerca de su máxima capacidad, y disminuyen el rendimiento físico. Ahora bien, hay una situación importante que quiero resaltar relacionada con este tema.

Para algunas personas, hacer ejercicio es una verdadera tortura. Sobre todo, en aquellas actividades que involucran el uso de las piernas, como caminar. A los pocos minutos de **comenzar a caminar presentan una sensación dolorosa y quemante en las pantorrillas, muslos o nalgas que progresa hasta impedir que la persona continúe caminando**. En la mayoría de los casos esta sensación es progresiva, y va limitando cada vez más la actividad física. Si tú presentas esto, **deberías consultar con tu médico**. Las arterias coronarias no son las únicas arterias que se enferman en el cuerpo humano. También lo hacen las arterias de las piernas. Eso es lo que los profesionales de la salud llaman ENFERMEDAD ARTERIAL PERIFÉRICA, y la progresiva limitación de la actividad física que la acompaña es llamada CLAUDICACIÓN INTERMITENTE. Si presentas este tipo de síntomas, consulta a tu médico, para que descarte esta condición, y, de estar presente, proceda a su tratamiento adecuado, que, por supuesto, incluye también un plan de ejercicio recomendado por tu fisioterapeuta cardiovascular.

Por último, y sobre todo cuando se hace entrenamiento de fuerza de alta intensidad, es posible que los músculos se lesionen. Si este es tu caso, debes consultar con un médico traumatólogo.

b) Los **dolores que se presentan durante el ejercicio**, relacionados con **la amplitud del movimiento** que se está haciendo.

Cuando te menciono el término "amplitud" me refiero en particular a que, en los ejercicios dinámicos, las partes de tu cuerpo se mueven en un rango que puede variar desde muy poco movimiento, hasta mucho movimiento. Así, por ejemplo, cuando caminas, mueves solo un poco los muslos hacia delante. Justo lo necesario para dar los pasos. Si subes escaleras, tienes que mover medianamente los muslos hacia delante y hacia arriba. Pero si haces karate, kung-fu, o algún otro arte marcial, y tienes que dar una patada subiendo el pie a la altura de la cara del rival, es evidente que la cadera tiene que moverse muy ampliamente hacia delante y arriba. Tales movimientos pueden generar dolor en tus músculos, pero no porque están fatigándose como en el caso anterior, sino **porque tus músculos se estiran demasiado**. Eso son los "**dolores de estiramiento**", que pueden irse aliviando a medida que vayas recuperando tu flexibilidad. De eso te conversaré en el capítulo 9.

c) Los dolores que se presentan **después del ejercicio**.

Ya debes haber experimentado este tipo de dolor. Son las llamadas "agujetas", que son molestias que aparecen tardíamente, y por eso su nombre "**Dolor muscular de aparición tardía**". Generalmente, tienen relación con los esfuerzos inusuales, bien sea por la intensidad o por el volumen total de ejercicio que hayas hecho, aunque la razón de tales sensaciones aún no está del todo clara. Este tipo de molestias, que a veces pueden sentirse más durante tu próxima sesión de ejercicio, duran aproximadamente 3 a 5 días, y se resuelven solas. Combinar compresas calientes y frías de manera alternada puede ayudarte a resolver estas molestias.

d) **Los calambres**.

La mayoría de las personas han experimentado calambres alguna vez en su vida. Los calambres son **contracciones involuntarias y de gran intensidad de algunos músculos**. Tampoco está del todo clara la razón para que se produzcan los calambres. Se ha asociado su aparición con esfuerzos exagerados o inusuales de algunos músculos, con deshidratación, fatiga o baja concentración de electrolitos en sangre. Sin embargo, en muchos casos no está presente ninguno de estos factores y de igual manera se producen los calambres. Son más frecuentes en personas que tienen enfermedad cardíaca y toman diuréticos. Para evitarlos, **se sugiere adecuada hidratación, estiramientos de los músculos que se van a entrenar, y una dieta saludable**, sin deficiencia de electrolitos o nutrientes. En el caso de que aparezca algún calambre, un truco que da resultado con mucha frecuencia es contraer el grupo de músculos contrario a los músculos acalambrados. Por ejemplo, si el calambre aparece en los músculos de tu pantorrilla, te obligas a contraer los músculos que levantan la punta del pie. Eso ayudará a relajar los músculos acalambrados. En el caso de que los calambres aparezcan con mucha frecuencia o mucha intensidad, consulta con tu médico tratante.

II- LOS DOLORES ARTICULARES

Las articulaciones son los **sitios donde se unen dos o más huesos** y las estructuras que los mantienen unidos y lubricados. Ellas esencialmente permiten que los huesos se muevan entre sí. En ocasiones las articulaciones pueden doler, y estos dolores pueden desencadenarse o agravarse durante o después de una sesión de ejercicio. Muchas veces el origen de este tipo de dolor es **la inflamación de alguna parte de la articulación**, tal como un ligamento o un tendón (a pesar de que los tendones son parte de los músculos, quise poner a los tendones en la categoría de dolor articular, porque muchas veces no es fácil diferenciar este tipo de dolores). Si tienes dolores en las articulaciones, que se presentan o empeoran durante o después del ejercicio, es muy recomendable que **consultes a un médico internista, traumatólogo, reumatólogo o fisiatra**. En todo caso, te sugiero que suspendas la actividad que produce el dolor hasta que recibas un adecuado consejo profesional.

III- DIFICULTAD RESPIRATORIA

El sistema respiratorio trabaja en conjunto con el sistema cardiovascular a fin de proveer la adecuada oxigenación a los órganos del cuerpo. Ambos sistemas son absolutamente discretos: nadie se entera de que su corazón está latiendo o sus pulmones se están expandiendo, a menos que comiencen a presentar algunos problemas. Su respiración se puede acelerar y profundizar a medida que hace esfuerzos físicos más intensos. Durante el reposo, la respiración es casi imperceptible y para nada molesta. Empero, en algunos casos, la respiración puede comenzar a sentirse incómoda e incluso preocupante.

Como el tema que estoy tratando es relacionado con el ejercicio físico, debes saber que, si haces un esfuerzo físico extenuante, es decir, de una gran intensidad, es normal que sientas que tu respiración podría eventualmente percibirse como forzada. Y eso no debe preocuparte.

No es normal que sientas que durante tus esfuerzos habituales la respiración se torna difícil o muy trabajosa. Tal sensación puede deberse a algunos factores, entre ellos:

- **Cambio en las condiciones ambientales**: Si las condiciones ambientales en las que te ejercitas son diferentes a las habituales, tu trabajo respiratorio podría verse afectado. Sobre todo, si te estás ejercitando en un entorno a una mayor altitud sobre el nivel del mar (donde hay menos disponibilidad de oxígeno en la atmósfera), con porcentajes muy altos o bajos de humedad, o con temperaturas muy altas o bajas. Tales situaciones ponen un estrés elevado en las condiciones respiratorias, lo que obliga al sistema respiratorio a trabajar más para sobrellevar la crisis.

- **Ansiedad o estrés emocional**: El estrés psicológico, sobre todo cuando se presenta en forma de ansiedad, puede acompañarse de una sensación de dificultad respiratoria. Fundamentalmente, esto se debe a que la persona que está ansiosa se pone en un estado de alerta que incluye una mayor sensibilidad a las respiraciones y la manera en que se está respirando, lo que, en una manera reactiva, aumenta el número de respiraciones, y, por último, aumenta la ansiedad. Es un círculo vicioso que tiende a perpetuarse a sí mismo.

- **Condición o enfermedad respiratoria**: En el momento en el que escribo el libro, la humanidad está saliendo de una pandemia. Esto ha hecho que los síntomas respiratorios estén a la orden del día. Muchos de tales síntomas se correlacionan con un elemento que puede ser medido objetivamente, como lo es la saturación de oxígeno en la sangre. En vista de la importancia que tiene la detección temprana de infección por un virus como el SARS-CoV-2, yo debo recomendarte que, si tienes dificultad respiratoria con síntomas de gripe, busques verificar tu nivel de saturación de oxígeno en la sangre. Esto se puede hacer mediante un oxímetro de pulso. Si tu nivel está por debajo de 94 % deberías consultar con un facultativo. Ahora bien, la COVID-19 no es la única enfermedad respiratoria. El asma, la bronquitis, el enfisema, entre otras enfermedades respiratorias, así como un sinnúmero de infecciones virales pueden traer como consecuencia dificultad respiratoria en el momento de ejercitarse. Si llegas a presentarla, por favor suspende el ejercicio hasta estar seguro de que tu médico te autorice a ejercitarte. Si eres enfermo crónico y siempre has tenido este tipo de síntomas, después de haber buscado la opinión profesional, intenta ejercitarte solo en niveles por debajo de los cuales no presentes la dificultad respiratoria.

Por cierto: **si tienes dificultad respiratoria en reposo, no deberías hacer ejercicio.**

- Condición o enfermedad cardíaca: Las alteraciones del sistema cardiovascular pueden dar lugar a síntomas respiratorios. Es por ello por lo que la recomendación médica actual es que, **de existir dificultad respiratoria mientras te ejercitas, deberías suspender o disminuir la intensidad del ejercicio que haces**.

IV- MAREOS

Existen muchas razones para que una persona que tiene problemas cardiovasculares experimente mareos mientras se ejercita. Sobre todo, si estás empezando a ejercitarte, o si recientemente has comenzado a tomar medicamentos cardiovasculares, o te cambiaron tu medicación actual. Con todo, los mareos no son síntomas tan frecuentes en personas que se ejercitan, aunque, de presentarse, deberían ser adecuadamente atendidos.

En muchas ocasiones, las personas con enfermedad cardíaca reciben medicamentos antihipertensivos, drogas que hacen que baje la tensión arterial, o fármacos que bajan la frecuencia cardíaca. Como consecuencia de ello, la cantidad de sangre que fluye hacia el cerebro podría eventualmente disminuir, sobre todo durante los cambios de posición o durante los esfuerzos físicos. Por ello, te recomiendo que, **en el caso de presentar mareos durante el ejercicio, te tomes la tensión arterial y la frecuencia cardíaca, y consultes a tu médico para que el facultativo pueda decidir si es necesario ajustar la dosis de tus medicinas**.

Existen muchas otras causas de mareo, tales como el descenso en el nivel de azúcar en sangre, sobre todo si sufres de diabetes. Por ello, es recomendable que, si tienes esta condción, tengas siempre tu glucómetro a la mano, para que puedas medir tu nivel de azúcar (glucemia o glicemia). Si tienes mareos frecuentes o muy molestos, consulta siempre con tu médico.

V- OTRAS SEÑALES:

Frialdad en la piel, piel pálida, sudoración fría y otras manifestaciones pueden ser señales que deben ser tomadas en cuenta, porque pueden indicar algunos desajustes que está haciendo tu sistema cardiovascular o tu sistema nervioso autónomo. Muchas veces tiene que ver con la fuerza o frecuencia de tus latidos, con la presión con la que viaja tu sangre o con la forma en que se distribuye la sangre en tu cuerpo. Sea cual sea la causa, te recomiendo consultarlo con tu médico.

En este capítulo te presenté algunas de las señales que podría mandar tu cuerpo mientras haces ejercicio. A continuación, te comentaré algo sobre los diferentes tipos de entrenamiento que puede hacer un(a) Súper Viviente.

P.D: Debo volver a escribirte que, si sufres o has sufrido una enfermedad cardíaca, o si tienes algunas molestias que te hacen pensar que tal vez tu corazón no esté del todo bien, el primer paso que debes dar es consultar a un médico, preferiblemente un cardiólogo. No debes intentar resolver tu problema de salud sin tomar en cuenta el criterio de tu médico. Como Súper Viviente, debes jugar en equipo.

RECURSOS COMPLEMENTARIOS/REFERENCIAS:

1- Román C, Fernández M, Acevedo M, Alarcón G, Araya MA, Barquín I y col. Ejercicio: Una herramienta clave en la prevención cardiovascular. Consenso de la Sociedad Chilena de Cardiología y Cirugía Cardiovascular y de la Sociedad Chilena de Kinesiología en Cardiología y Cirugía Cardiovacular. *Rev Chil Cardiol* 2019; 38(2). Está en este enlace:

2- Y también tienes un video de Súper viviente de corazón sobre ¿Qué puede decirte tu cuerpo mientras te entrenas?

CAPÍTULO 5: ¿CÓMO CAMINO?

"Caminar es el mejor ejercicio posible. Acostúmbrese a caminar muy lejos"

Thomas Jefferson

Probablemente, es la actividad humana más estudiada desde el punto de vista de su relación con la salud. La inmensa mayoría de los seres humanos es capaz de realizarla a partir del primer año de vida. A pesar de lo increíblemente compleja que es desde el punto de vista científico, es maravillosamente sencilla para una persona saludable. No requiere demasiado gasto desde el punto de vista económico, y puede hacerse casi hasta el momento de la muerte. Como ya habrás notado, te escribo sobre la caminata, es decir, **caminar como ejercicio o actividad física habitual.**

Si tuvieras que elegir una sola actividad para entrenarte el resto de la vida, yo probablemente te sugeriría que eligieras la caminata. **Está demostrado en una enorme cantidad de estudios científicos, que caminar es una actividad que contribuye significativamente a evitar que la enfermedad cardíaca progrese**, y a retrasar el deterioro físico general que puede ocurrir con el paso del tiempo.

Por ello, y a pesar de que la pregunta que encabeza este

capítulo parece de por sí bastante obvia, el énfasis de mi respuesta va a estar dirigido al(la) Súper Viviente. Y si tú te estás iniciando en estas lides, te presento a continuación las siguientes recomendaciones y sugerencias para caminar:

PRIMERA PARTE: ANTES DE CAMINAR

1) ESCOGE EL SITIO ADECUADO PARA CAMINAR: Para identificar un sitio que sea adecuado, podrías tomar en cuenta los siguientes aspectos:

a) **Que sea cercano a tu domicilio o sitio de trabajo**: En la medida en que te encuentres cerca de las zonas que frecuentas, te será más conveniente porque impactará menos tu agenda, y te será menos complicado dirigirte al sitio que seleccionaste.

b) **Agradable**: Recuerda que la actividad física/ejercicio se debe convertir en un hábito para ti. Nadie va a querer caminar en un sitio que le provoque desagrado, al menos no por mucho tiempo.

c) **Seguro**: El problema de la delincuencia se ha hecho presente en muchas zonas de América . Este es un aspecto que deberías tomar en cuenta, a fin de evitar inconvenientes y traumas.

d) **Bien iluminado**: Ver bien el terreno que pisas es muy importante para evitar tropiezos y caídas.

e) **Con poca contaminación**: Para hacer ejercicio al aire libre, es necesario respirar más frecuentemente o con mayor profundidad. Respirar aire muy contaminado es perjudicial para tu salud. En ese caso, es preferible hacer ejercicio bajo techo.

f) **Atención con las pendientes**: Los terrenos inclinados son un reto para el caminante. Siempre tienes que ajustar la velocidad de la caminata tomando en cuenta la inclinación de la pendiente que puedas tener por delante. Por ello, siempre recomiendo a los y las súper vivientes que comiencen caminando en terrenos más o menos planos, para establecer su velocidad confortable de caminata. Una vez que puedas caminar unos 30 minutos en un terreno plano sin tener problemas, puedes comenzar a incorporar las pendientes en tu recorrido. En la segunda parte: "Mientras caminas", te explico con más detalle.

g) Siempre existe la opción de lo que algunos llaman "**caminata estática**" que es simplemente caminar en un mismo punto. Al final de este capítulo conversaré un poco sobre esto, pues es una estupenda opción para hacer ejercicio en tu propio domicilio.

2) ESCOGE EL HORARIO ADECUADO PARA CAMINAR: Varios estudios coinciden en que **el horario más adecuado** para caminar, así como para hacer cualquier otro tipo de ejercicio, **es el que tienes disponible en la agenda**. Y estoy de acuerdo con eso. Sin embargo, debo añadir las siguientes recomendaciones:

a) **Haz ejercicio a una hora que no haya demasiado calor**: Tu temperatura corporal aumenta mientras haces ejercicio. Si a eso le sumas un clima muy caliente, la posibilidad de que sufras una complicación en tu salud, tal como el llamado "golpe de calor", (una complicación que hasta puede poner en peligro tu vida) aumenta mucho. Evita los climas hostiles y las temperaturas extremas. Esto aplica también al frío excesivo. El sistema cardiovascular tiene que trabajar excesivamente en las condiciones extremas, lo que te puede llevar a consecuencias indeseables.

b) **Incluye el tiempo destinado a la sesión de ejercicio dentro de tu agenda**: Si no te propones asignar un horario fijo para caminar o para hacer ejercicio en general, no vas a convertir a la actividad física en un hábito.

c) Si no tienes tiempo libre, dispón del tiempo que dedicas a **trasladarte hacia o desde tu sitio de trabajo para hacer ejercicio**: A veces, bajarse una o dos estaciones del tren o metro antes de la que te corresponde, puede convertirse en una estrategia útil para habituarse a caminar.

3) VÍSTETE ADECUADAMENTE:

a) La mejor ropa para hacer ejercicio en el clima tropical es la **ropa de colores claros**, **holgada** y de una tela que te sea cómoda. Anteriormente, la ropa de algodón era la más recomendada. Gracias a los avances tecnológicos, mucha ropa diseñada para hacer ejercicio es del tipo **supplex**, que es una tela especial que no absorbe tanto el sudor, no pierde la forma y disipa mejor el calor. Esta tela y la de algodón podrían ser las dos mejores opciones para el(la) Súper Viviente mientras camina.

b) El calzado preferiblemente debe ser deportivo, de

suela de goma, que absorba los impactos del choque del talón durante la marcha. A veces los zapatos pueden ser muy costosos, pero se justifica dicha inversión en una actividad que te va a traer mucha calidad de vida.

4) DESPEJA TUS VÍAS AÉREAS: Respirar bien no es solamente un lujo, es una necesidad básica para el caminante. Para garantizar que vas a respirar bien durante el ejercicio, debed tener tu **nariz destapada**. Te sugiero que antes de comenzar a caminar, te dirijas a un sanitario con agua corriente y te laves la cara. Mientras lo haces, permite que algo del agua penetre por tu nariz (es decir, aspira el agua mientras te lavas la cara). Dicha acción humedecerá tus vías aéreas superiores. Luego procede a realizar la higiene de tu nariz, soplándola en dos o tres oportunidades. Esa simple acción contribuirá significativamente a reducir la posibilidad de que se tape tu nariz durante la caminata.

5) LLEVA UN EQUIPAJE LIGERO: Para caminar con libertad y hacer que la experiencia sea lo más agradable posible, te recomiendo que lleves contigo lo mínimo necesario. Quizás, si te vas a alejar de tu casa requieras de tu identificación, algo de dinero por si surge alguna necesidad, y tu teléfono. He visto mucha gente que debuta en el mundo del ejercicio con contenedores de agua de un litro o incluso más, como si fueran a hacer un recorrido por el desierto de Atacama. Créeme que, si planificas tu caminata, no vas a necesitar portar un contenedor de agua. Prefiero que tomes algo de agua antes de caminar, y si vas a hacerlo por 30 a 50 minutos, de vuelta puedes hidratarte otra vez, de ser

necesario. Entre las cosas básicas que recomiendo llevar aparte de las ya mencionadas están:

a) Alguno de los siguientes: Un **reloj con segundero/ un reloj inteligente/ un cronómetro/ teléfono celular**: Con cualquiera de estos dispositivos, podrás controlar tu frecuencia cardíaca durante el ejercicio, así como la duración de la sesión de ejercicio.

b) Si lo tienes indicado porque sufres de angina de pecho, recuerda llevar contigo un **espray o un blíster de Nitroglicerina/Dinitrato de Isosorbida sublingual**. Este medicamento está generalmente indicado para personas con problemas cardíacos debido a obstrucción de las arterias coronarias. Si tu médico te ha indicado la utilización de este medicamento, recuerda la manera en que debes usarlo (ve el capítulo 4).

6) SI PUEDES, ESTÍRATE: Los estiramientos pueden utilizarse para mantener o restablecer la amplitud de movimiento de las articulaciones. Puedes escoger algunos grupos musculares para estirar, y sostener cada posición un mínimo de 15 segundos. Tendrás más detalles de esta actividad en el capítulo 9.

7) PROGRAMA LA DISTANCIA O EL TIEMPO QUE VAS A CAMINAR: Es importante saber cuánto tiempo tienes disponible para realizar la actividad. Recuerda programar en tu agenda cuánto tiempo te hace falta para llegar al sitio que elegiste para caminar y cuánto vas a tardar en regresar del mismo.

a) Recuerda que hay más beneficio si caminas más de diez minutos por sesión. Lo ideal es alcanzar, si lo toleras, unos **30 a 50 minutos por sesión.**

b) Si solo puedes hacer menos de diez, también puede ser beneficioso. **Lo peor es quedarse sin hacer nada**.

8) TÓMATE LA FRECUENCIA CARDÍACA ANTES DE CAMINAR: Eso lo puedes hacer tomándote el pulso, o usando alguna de las aplicaciones que puede tener tu reloj o teléfono inteligente. La ventaja enorme de los **relojes inteligentes**, en particular aquellos diseñados para medir tu frecuencia cardíaca, es que registra tu frecuencia cardíaca de **manera continua**, de modo que en cualquier momento puedes tener acceso a dicha información, con solo ver la pantalla de tu reloj, tanto antes, como durante y después del ejercicio.

Recuerda que tu frecuencia cardíaca antes de comenzar a hacer ejercicio debe ser similar a la que habitualmente tienes en reposo, o por lo menos no debe superar los 100 latidos por minuto (**no debes comenzar a hacer un ejercicio con taquicardia**), y mucho menos, superar tu FCLím. En caso de que esto ocurra, desiste de la sesión de ejercicio hasta que tu frecuencia cardíaca se normalice.

9) TAMBIÉN PUEDES HACERTE LA PRUEBA DEL CONTEO ORAL: En el caso de que se te dificulte tomar tu frecuencia cardíaca, la prueba del conteo oral puede servirte de referencia para posteriormente calcular la intensidad de la caminata durante la misma. (Ve el capítulo 3

para más referencia).

10) CHEQUEA QUE TODO ESTÉ BIEN: Recuerda que el ejercicio físico debe hacerse solamente si te sientes bien. Es muy importante que recuerdes haber tomado tus medicamentos en la forma habitual. No realices cambios de tratamiento para probar si estás bien o mal durante la caminata.

SEGUNDA PARTE: AL CAMINAR

1) COMIENZA LENTAMENTE: Permite que el cuerpo se caliente caminando más lentamente al inicio de cada caminata. Posiblemente estás tomando medicinas que enlentecen los ajustes cardiovasculares normales a los cambios de intensidad o de ritmo de las actividades, así que debes darle más tiempo a tu cuerpo para que realice los ajustes correspondientes.

2) SÉ PACIENTE CONTIGO MISMO(A): Cuando te pido que seas paciente, me refiero a que no puedes pretender lograr los efectos de un programa de entrenamiento en las primeras dos semanas. Si bien es cierto que es posible que sientas algunos cambios favorables desde las primeras sesiones, no debes intentar compensar toda la actividad física/ejercicio que no has hecho en tu vida con las primeras sesiones. Toma las cosas con calma. No tienes por qué caminar rápidamente en las primeras sesiones, ni tampoco tienes por qué caminar largas distancias. Poco a poco encontrarás tu ritmo apropiado.

3) CUIDA TU POSTURA AL CAMINAR: En

ocasiones, y sobre todo si has sido operado(a) del corazón, y tienes la herida en la parte anterior del pecho, es inevitable que quieras caminar doblado(a) hacia delante. Pero hemos sido diseñados para caminar erguidos, y un(a) Súper Viviente debe mantener su actitud mental y postural cónsona con su identidad. ¡Así que enderézate lo máximo posible y mira al frente! ¡Nada de estar mirando siempre al suelo!

4) CHEQUEA TUS SEÑALES OBJETIVAS: Caminar es un ejercicio muy sencillo de realizar. Quizás el más sencillo. Pero si has pasado por un problema cardiovascular, o tienes mucho tiempo descuidando tu condición física, hay al menos cuatro aspectos objetivos que pudieras controlar con cierta facilidad, para saber exactamente cuál es la intensidad de su caminata:

a) **Tu frecuencia cardíaca es una de las señales más importantes a las que debes prestar atención.** Si bien es cierto que la frecuencia cardíaca puede ser influenciada por tu estado de ánimo o por los niveles de estrés que estés enfrentando, y, por lo tanto, es susceptible de estar influenciada por estímulos subjetivos, es un parámetro que debe ser considerado como un dato objetivo. Recuerda que, si has sido evaluado(a) por un cardiólogo o un fisioterapeuta cardiovascular, es probable que te haya asignado una frecuencia cardíaca límite, al menos mientras inicias tu programa de entrenamiento. También quiero hacer énfasis en que, si has experimentado síntomas o molestias asociadas con una enfermedad cardíaca, deberías ser chequeado(a) por un médico especialista antes de ponerte a hacer un plan de entrenamiento físico. La información de cuál es tu frecuencia de entrenamiento y tu frecuencia cardíaca límite va a ser de utilidad para que evites superar un trabajo cardíaco que podría aumentar tu riesgo mientras haces ejercicio. En el caso de que no hayas sufrido una enfermedad cardíaca, un límite que esté cercano a un 70% de tu frecuencia cardíaca máxima de acuerdo a tu edad, podría serte útil para comenzar a entrenar.b) Otra señal objetiva es **la velocidad a la que caminas**. La velocidad es uno de los dos principales aspectos que determinan la intensidad de tu caminata (el otro es la inclinación de la pendiente). Obviamente, mientras más rápido caminas, más intenso es el esfuerzo. Observa la Tabla N.º 1, que describe la relación entre velocidad de caminata en plano y la intensidad del esfuerzo.

¿Y CUÁL ES LA VELOCIDAD ADECUADA PARA CAMINAR?

Si eres una persona con enfermedad cardíaca, esta pregunta debe ser respondida en particular por tu médico cardiólogo en conjunto con tu fisioterapeuta cardiovascular. Sin embargo, en vista de que no hay mucho escrito en guías o libros sobre este tema, me voy a permitir darte algunos aspectos claves para seleccionar la velocidad a la que debas caminar.

- Cada ser humano tiene una velocidad confortable de caminata. Es una velocidad que depende de su tamaño, contextura, hábitos de vida y de la suma de las percepciones que le da su cuerpo mientras camina. Dicha velocidad confortable es la que probablemente elegirás si yo te digo "camina cómodamente". Esa, en principio, es una buena velocidad para caminar, y yo te diría que es una excelente opción para mantenerse activo durante toda la vida, para la inmensa mayoría de las personas. Pero no siempre es la adecuada.

Velocidad de caminata en plano (km/h)	Intensidad del esfuerzo en METS
2,5	2,2
3	2,4
3,2	2,5
3,5	2,7
4	2,9
4,5	3,1
4,8	3,3
5	3,4
5,4	3,6
5,5	3,6
6	3,9
6,4	4,8
6,5	5
7	5,7
7,5	6,6
8	7,6

Tabla N.º 1: Relación entre velocidad de caminata en plano e intensidad del esfuerzo. Basado en: https://exrx.net/Calculators/WalkRunMETs

- Si tienes una enfermedad cardiovascular o metabólica, tu médico en conjunto con tu fisioterapeuta cardiovascular, deben indicarte los límites que debes respetar. Puede ser mediante los síntomas que debes evitar durante el ejercicio, o la frecuencia cardíaca límite que te asigne de acuerdo con el resultado de tu evaluación. Por eso **a veces, los síntomas o la frecuencia cardíaca límite puede impedir que camines a tu velocidad confortable de caminata.**

- **Si estás apenas comenzando un plan de caminata, es preferible que camines un poco más lento de lo que te parece "normal"** o incluso de lo que te parece que es tu velocidad confortable de caminata. Hay que permitir que tu cuerpo se ajuste progresivamente al estilo Súper Viviente. La mayoría de las personas, en dos semanas o un máximo de 10 sesiones, podrán caminar a su velocidad confortable de caminata.

- De acuerdo con la velocidad de la marcha, algunos autores han descrito cuatro tipos de caminata:

o **Caminata de paseo**: Esta es la más lenta. Incluye caminatas de menos de 5,33 km/hora. La mayor parte de los caminantes consideran el tiempo que tardan en recorrer un kilómetro como referencia de velocidad durante la caminata. En el caso de la caminata de paseo, este es mayor a 11 minutos 15 segundos. La mayor parte de los programas de rehabilitación después de un evento cardiovascular reciente principian con caminatas a esta velocidad.

o **Caminata moderada**: Esta categoría describe velocidades de desplazamiento entre 5,33 y menos de 6,85 kilómetros por hora. Esto supone un tiempo de entre 11 minutos 15 segundos y mayor a 8 minutos 45 segundos, para completar un kilómetro. La mayor parte, si no todas las personas que utilicen esta velocidad de caminata tendrán significativos beneficios sobre su salud cardiovascular.

o **Caminata aeróbica**: Esta categoría involucra a personas con muy buena capacidad funcional aeróbica. Los que están en excelentes condiciones físicas. Implica sostener una velocidad de desplazamiento entre 6,85 y 9,6 kilómetros por hora. En este caso, un kilómetro puede ser recorrido entre 8 minutos 45 segundos y 6 minutos 15 segundos. Por supuesto, un bajo porcentaje de personas adultas pueden mantener esta velocidad, y menos usarla como velocidad de entrenamiento. Tampoco te digo que esta es una meta que alcanzar. La caminata moderada, hecha regularmente tiene suficientes beneficios con menos riesgo de lesiones.

o **Marcha olímpica**: Esta es una categoría reservada a los atletas de élite. Ellos pueden caminar a una velocidad mayor a 9,6 kilómetros por hora. El kilómetro es alcanzado en menos de 6 minutos 15 segundos. Para lograr caminar a estas velocidades, el atleta tiene que hacer ajustes en su dinámica de la caminata, aumentando el movimiento de la pelvis, dando origen a ese vaivén tan particular que tienen los atletas que practican esta disciplina olímpica.

- Si tienes tiempo caminando, y tu frecuencia cardíaca límite o tu estado físico lo permite, podrás esforzarte un poco más durante la caminata. **Exigirte más que la velocidad confortable de caminata puede traer mayores beneficios sobre tu forma física,** siempre y cuando evites ejercitarte a una intensidad que consideres como "fuerte" o "muy fuerte" en la escala de Borg.

- Recuerda siempre: **si estás enfermo, acude a tu médico antes de iniciar un programa de caminata**.

c) La tercera señal objetiva a la que debes prestar atención es a **la inclinación del terreno**. Para saber cuál es la inclinación del terreno que estás subiendo mientras caminas, puedes descargar una aplicación en tu teléfono inteligente. Algunas de las aplicaciones de caminata o carrera tienen la información de cuál es la elevación de un segmento de trayecto o terreno. Eso es lo que, en estas aplicaciones, llaman el desnivel positivo. En una banda sin fin o caminadora eléctrica, existe una medida que se llama el porcentaje de inclinación. Dicha medida te mostrará la cantidad de metros que asciendes por cada 100 metros recorridos con esa inclinación. De esta manera, si estás caminando por una pendiente con un 10 % de inclinación, significa que, por cada 100 metros recorridos, has subido unos 10 metros de elevación. Más adelante te comento un poco más sobre este aspecto.

d) La cuarta señal objetiva es **la cantidad de pasos** que das mientras caminas. Es casi como una regla repetida por todos que una persona debería acumular **10.000 pasos al día** (regla no necesariamente cierta: algunos estudios colocan como meta **entre 5 y 8 mil pasos al día**) durante al menos cinco días a la semana. ¿Y cómo determinas el número de pasos que has dado? Con un podómetro. Y existen de diferentes tipos: Los dispositivos propiamente llamados podómetros, que uno pone en un bolsillo o alguna parte de tu ropa, y las aplicaciones de podómetros digitales que tienen los celulares o los relojes inteligentes.

5) CHEQUEA TUS SEÑALES SUBJETIVAS: En el capítulo anterior te he informado algunos aspectos a los que debes prestar atención mientras te ejercitas. Mientras caminas, también es importante estar atento a síntomas como **dolor en el pecho, cansancio excesivo, dificultad respiratoria, mareos, palpitaciones o dolores en músculos o articulaciones**. Recuerda que **debes hacer ejercicio sintiéndote bien**, y **debes sentirte bien haciendo ejercicio.** Si aparece alguna molestia, intenta verificar en qué momento y bajo qué circunstancias ocurrió, para comentártelo a tu médico cardiólogo. (revisa el capítulo 4 para más detalles sobre este tema)

6) PRESTA ATENCIÓN AL AMBIENTE: Caminar en la calle es una experiencia que puede llegar a calificarse como una aventura. Obviamente, si haces un recorrido por un trayecto muy largo, puedes encontrarte con muchos estímulos que atraigan tu atención. Si es en un área rural, la vegetación, iluminación o incluso el terreno pueden cambiar sensiblemente. Si te encuentras en una zona urbana, pues la arquitectura, la densidad poblacional y el tránsito automotor pueden afectar tu recorrido. Quisiera llamar tu atención a los siguientes aspectos:

a) **Las características del suelo:** De acuerdo con el tipo de suelo, el esfuerzo que tendrás que hacer para transitarlo va a variar. En la tabla N.° 2, puedes observar que caminar sobre hierba produce un aumento en la intensidad de la caminata de aproximadamente un 20 %, mientras que caminar sobre arena suelta puede llegar a representar más del doble de esfuerzo que al hacerlo sobre un terreno firme.

Terreno	Aumento del esfuerzo para caminar
Superficie lisa	0 %
Vegetación ligera	20 %
Tierra arada	50 %
Zona pantanosa	80 %
Arena suelta	110 %
Nieve blanda (15-25 cm)	150 - 310 %

Tabla N.° 2: Caminata y tipo de terreno. Pandolf: J Appl Physiol. 1977; 43(4): 577

b) **La inclinación del camino**: Muchas personas me han hecho el siguiente comentario: "Yo no tengo problemas para caminar en plano, lo que me afectan son las subidas". Y aquí puedo recordarte lo que he tratado de explicarte previamente: La intensidad de la caminata va a depender fundamentalmente de dos factores: la velocidad con la que camines, y la inclinación del terreno. A medida que el terreno es más inclinado, la magnitud del esfuerzo que estás haciendo es mayor. Si quieres, puede revisar la tabla N.º 3. En ella verás que puse como ejemplo, a una persona que camina a unos cuatro kilómetros por hora como velocidad constante, pero variando la inclinación de la pendiente que recorre. Como puedes observar, su intensidad del esfuerzo en METS puede pasar de 2,9 METS caminando en plano, a unos 8 METS si camina con un % de inclinación de 15. Casi triplica el esfuerzo. Para terminar con este punto sobre la inclinación, te adjunto a continuación la tabla N.º 4, donde puedes observar que tú puedes llegar al consumo de oxígeno (intensidad del esfuerzo) que desees mediante la combinación de velocidad de caminata e inclinación del terreno. Así que, si quieres hacer un mayor esfuerzo al caminar puedes caminar más rápido, o hacerlo con mayor inclinación. Puedes usar perfectamente la tabla N.º 4 mientras utilizas tu caminadora, aunque la mayor parte de los equipos para caminar ya incorporan en su software la información del consumo de oxígeno obtenido durante su utilización.

Velocidad de caminata (en km/hora)	% de inclinación del terreno	Intensidad del esfuerzo en METS
4	0	2,9
4	5	4,6
4	10	6,3
4	15	8

Tabla N.º 3: Relación entre inclinación de caminata e intensidad del esfuerzo, a una velocidad fija. Basado en: https://exrx.net/Calculators/WalkRunMETs

c) **El clima**: Tanto un clima muy frío como uno muy caliente pueden ser perjudiciales para la salud, y hacer ejercicio en condiciones extremas no es lo indicado. En tales situaciones, es mejor elegir hacer actividad física/ejercicio en casa.

d) **Factores amenazantes:** Cualquiera que ha caminado o corrido en ambientes externos, sabe que pueden existir amenazas a la seguridad del caminante. Un perro bravo, por ejemplo, es una de esas amenazas. Lo que se recomienda, y que me ha dado resultado a mí en lo particular, es seguir caminando sin acelerar el paso, y no mostrar miedo al animal. Es importante evitar acelerar o salir corriendo, pues el perro decidirá perseguirte. Si mantienes una actitud serena, es muy probable que solo te huela y se aleje de ti.

Consumo de oxígeno (METS)	Velocidad		% inclinación
	MPH	km h	
2	1	1,6	2
3	1,7	2,7	3
4	1,7	2,7	7
5	2	3,2	9
6	2,9	4,7	7
7	3,2	5,1	8
8	3,5	5,6	9

Tabla N.º 4: Consumo de oxígeno obtenido al relacionar la velocidad de la caminata y la inclinación del terreno por el que se camina.

7) DISFRUTA DE LA EXPERIENCIA: Si eliges este tipo de actividad como medio para mantenerte saludable, es necesario que le tomes el gusto, que la disfrutes. Es poco probable que alguien decida convertir algo desagradable en un hábito. Así que busca reforzar lo positivo de la caminata, quizás caminando en sitios que te resulten particularmente especiales o inspiradores, o tal vez haciéndolo en compañía.

8) TERMINA MÁS LENTAMENTE: Igual que comenté al principio de esta parte, debes comenzar más lento, y progresivamente llegar a la velocidad adecuada. También para finalizar, no debes terminar súbitamente, sino hacerlo en forma paulatina, dedicando 2 o 3 minutos por lo mínimo a una caminata mucho más lenta antes de detenerte.

TERCERA PARTE: DESPUÉS DE CAMINAR

Una vez terminada tu caminata, toma un tiempo para la recuperación. Te recomiendo, sobre todo en las primeras dos semanas de la caminata, que hagas la recuperación en posición sedente. Es más seguro para ti, y así tu cuerpo se va acostumbrando a la rutina de caminar. Con 10 minutos de recuperación, podría ser suficiente. A veces, es más. Cuando te sientas bien, y veas que tu frecuencia cardíaca ha llegado a los valores que tenías antes de comenzar a caminar, puedes realizar otra actividad que tengas programada.

1) TÓMATE LA FRECUENCIA CARDÍACA AL TERMINAR: Si no cuentas con algún recurso para medir tu frecuencia cardíaca **durante** la caminata (por ejemplo, un reloj inteligente), debes tomarte la frecuencia **cardíaca justo al terminar** de caminar. Intenta hacerlo **dentro de los primeros 30 segundos** después de finalizar la caminata. Si tienes un reloj inteligente, tienes la ventaja de la inmediatez. Así tendrás una idea de cuánto te subió durante el ejercicio. Si sobrepasaste tu frecuencia cardíaca límite, tendrás que caminar menos o con menos velocidad o inclinación la próxima vez

2) VERIFICA TU DISTANCIA Y TIEMPO DE CAMINATA: Ya te he comentado que lo ideal es que alcances entre **150 y 300 minutos de ejercicio por semana**. Si distribuyes los tiempos en 5 sesiones por semana, significa que, caminando **entre 30 y 60 minutos por sesión**, lograrás los resultados esperados. En cuanto a la distancia, existen múltiples aplicaciones que utilizan los datos proporcionados por el GPS de tu teléfono o reloj inteligente para calcular la distancia que caminas. También puedes **registrar el número de pasos que diste** si tienes un podómetro.

3) REGISTRA DICHOS VALORES EN TU DIARIO: Anota todo. Sobre todo, durante los primeros dos meses del programa. Así tu cardiólogo o tu fisioterapeuta cardiovascular tendrá información clara sobre cómo ha sido tu evolución durante tu plan de ejercicio, y podrán hacer los ajustes que consideren necesarios.

SITUACIONES ESPECIALES:

LOS QUE NECESITAN CUIDADOS ESPECIALES: Existen muchas personas que **no tienen las condiciones mínimas para comenzar a hacer un plan de caminata**. Yo he tenido la experiencia de conocer a muchas de ellas, con muchos síntomas o incluso con mucho miedo de hacer ejercicio. Algunas personas no pueden caminar ni veinte metros sin tener dolor en el pecho, o tener otros síntomas. Con ellas, es necesario tener un control más cercano. Si estás en esa situación, busca en tu localidad a algún proveedor de un programa de rehabilitación cardíaca, a fin de orientarte y ofrecerte un servicio con la protección cardiovascular requerida para que comiences a ser un Súper Viviente.

LOS QUE NO QUIEREN O PUEDEN SALIR A CAMINAR FUERA DE CASA: Caminar es una actividad que me parece maravillosa. Pero no todos pueden o quieren salir de casa a caminar. En el tiempo en el que estoy escribiendo este libro apenas había terminado la cuarentena por la enfermedad COVID-19 en prácticamente todos los países del mundo, sobre todo en Occidente. ¿Qué se puede hacer en estos casos? En el próximo capítulo hablaré sobre otras opciones aparte de la caminata. Pero hay una forma de caminar que no es la convencional, y es la llamada caminata estática.

¿Qué es la caminata estática? Es simplemente caminar en un mismo punto. Y hacerlo de esta manera ejercita buena parte de los músculos que usamos cuando caminamos.

¿Cómo puedes hacer la caminata estática? Solo necesitas un área libre de tu casa en donde puedas colocar **un mat o esterilla de yoga**, para apoyar tus pies en algo más o menos acolchado y que no se deslice para evitar caídas. Si no tienes este tipo de ayuda, ponte tus zapatillas para caminar y comienza a caminar sin avanzar.

Recomiendo tener un **equipo de música cerca** para marcar el ritmo de la caminata, si a ti te gusta la música. Aún mejor es tener un televisor enfrente, sobre todo aquel que tiene conexión a internet. En las diferentes plataformas de video, **existen muchos canales que transmiten gratuitamente segmentos de rutas grabadas por caminantes o**

corredores, que te pueden estimular a caminar, simulando un recorrido de manera virtual.

Puedes aumentar la intensidad de la caminata estática aumentando la elevación de las rodillas mientras caminas, o aumentando la frecuencia del paso, tal como describiré en el capítulo siguiente, en la sección de baile. También, si tus rodillas están sanas y lo toleras bien, puedes eventualmente hacer un trote estático en intervalos breves.

Si no quieres o no te gusta caminar, te invito a buscar otras opciones, en el próximo capítulo. Por favor, acompáñame...

P.D: Antes de que te vayas de este capítulo, si te has enfermado del coracón, o si tienes algunas molestias que te hacen pensar que tal vez tu corazón no esté del todo bien, el primer paso que debes dar es consultar a un médico, preferiblemente un cardiólogo. No debes intentar resolver tu problema de salud sin tomar en cuenta el criterio de tu médico. Cada Súper Viviente sabe como trabajar en equipo.

RECURSOS COMPLEMENTARIOS/REFERENCIAS:

1- Murtagh EM, Murphy MH and Boone-Heinonen J. Walking – the first steps in cardiovascular disease prevention. *Curr Opin Cardiol* 2010; 25(5):490-96. Aunque está en inglés, creo que te podría ser útil. Aquí el enlace:

2- También te dejo el enlace al video de YouTube de Súper viviente de corazón, en el que conversamos sobre la importancia de caminar para tu salud:

CAPÍTULO 6: ¿CUÁLES OTROS EJERCICIOS PUEDO HACER APARTE DE CAMINAR?

"Si me preguntas qué vine hacer a esta vida, te diré: Vine a vivirla con fuerza"

Emile Zola

He escuchado a algunas personas quejarse de la siguiente manera: "¡No me gusta caminar! ¡Es una actividad aburrida, desgastadora y monótona! ¡Además, siento que no me estoy entrenando suficientemente!" Incluso algunos me han comentado: "¡Él no hace ejercicio! ¡Lo que hace es caminar!"

En el capítulo anterior ya te presenté algunas reflexiones sobre por qué camina un(a) Súper Viviente. **Caminar es una actividad física que puede convertirse en el mejor ejercicio para la mayoría de las personas**. Este capítulo trata sobre las otras opciones de entrenamiento que existen. Y vaya que existen muchas opciones. No las revisaré todas, pues su número es escandalosamente alto. Pero buscaré enfocarme en aquellas que han sido más estudiadas, utilizadas o recomendadas para mantener o mejorar la salud.

I- EL TROTE O LA CARRERA.

Debo comenzar con el ejercicio más parecido a la caminata. Para algunos, podría verse como la evolución de la caminata. De hecho, el ser humano ha sido diseñado para que, si acelera significativamente la caminata, tenga que comenzar a trotar. Ahora bien, **existen velocidades de trote en los que puedes elegir si trotar o caminar**. Por ejemplo, te desplazas a una velocidad entre 6 a 8 km/hora, es tu decisión si lo haces caminando o trotando. Te invito ahora a que revises la ficha técnica del trote o carrera. (Vea la tabla N.º 1)

He conocido a muchos pacientes que se sienten tan bien, tan llenos de energía y motivación durante sus programas de rehabilitación cardíaca, que me piden "permiso" para ponerse a correr o trotar, en vez de seguir caminando. Como se puede observar en la tabla N.º 1, una de las desventajas de esta actividad es que **conlleva un mayor riesgo de lesión de tendones, músculos o ligamentos**, asociado a los repetidos rebotes en unión con las irregularidades del terreno de las áreas utilizadas por los corredores. Prefiero que los Súper Vivientes se mantengan activos con un entrenamiento de menor intensidad, a que tengan que suspender sus planes de entrenamiento por una lesión asociada a la actividad que eligieron. Sin embargo, si tienes una buena condición física, has practicado el trote/carrera desde hace mucho tiempo, y recibes el visto bueno de tu cardiólogo o fisioterapeuta cardiovascular, podrías elegir este tipo de entrenamiento.

TROTE O CARRERA	
Clasificación según intensidad: Es una actividad que puedes hacer con intensidad **moderada a vigorosa**	
Ventajas	Desventajas
- Actividad económica (inversión básica en ropa y calzado especializado) - Actividad fácil de realizar, sobre todo si eres joven. - Ha demostrado grandes beneficios para prevenir y manejar la enfermedad cardíaca. - Puedes practicarla solo(a) o acompañado(a)	- Requiere espacio amplio y agradable para garantizar medición de distancias y minimizar aburrimiento - No es una opción si tienes una baja capacidad funcional (intensidad mínima del esfuerzo dedicado a esta actividad: aproximadamente 6 METS) - Gran desgaste o impacto sobre las articulaciones, lo que aumenta el riesgo de lesión muscular o tendinosa.
RECOMENDACIÓN: Te resulta conveniente si eres joven (menor de 45 años), tienes una buena capacidad funcional, tienes buenos reflejos ante irregularidades del terreno, no tienes problemas de dolor en rodillas o tobillos y tienes experiencia previa como trotador o corredor.	
Calificación general para el/la Súper Viviente: ☆☆☆☆	

Tabla N.º 1: Ficha técnica del trote o carrera

II- LA MÁQUINA CAMINADORA/TREADMILL.

Si yo me atreviera a darte una recomendación para hacer ejercicio de por vida (ser físicamente activo es uno de los hábitos distintivos de los súper vivientes como tú), sería que te compraras una caminadora. La razón para ello es que **caminar sigue siendo una de las actividades físicas que más independencia funcional te puede garantizar**. Y caminar en la comodidad de tu hogar, sin tener que depender o verte afectado(a) por las condiciones del ambiente es una ventaja tan importante, que aumenta significativamente la posibilidad de que te mantengas físicamente activo(a) por un largo período de tiempo, sobre todo en los países que tienen cuatro estaciones al año. Otra importante ventaja de las caminadoras es que mientras la usas, puedes controlar la velocidad de tu caminata, la inclinación de la caminadora, el trayecto recorrido, y a veces inclusive el gasto energético de tu caminata con una precisión muy exacta. Así mismo, puede controlarse fácilmente la frecuencia cardíaca e incluso la tensión arterial mientras caminas, sobre todo si cuentas con alguna persona que te pueda ayudar a hacer esta última medición. En la tabla N° 2 puedes revisar las especificaciones técnicas de la banda sin fin o caminadora.

<table>
<tr><th colspan="2">CAMINADORA</th></tr>
<tr><td colspan="2">Clasificación según intensidad: Es una actividad que puedes hacer con cualquier intensidad: ligera, moderada y vigorosa</td></tr>
<tr><td>Ventajas</td><td>Desventajas</td></tr>
<tr><td>- Actividad fácil de realizar

- Ha demostrado grandes beneficios para prevenir y superar la enfermedad cardíaca.

- Puedes hacerla incluso si tienes poca tolerancia al ejercicio (si te cansas mucho).

- No te dañará las articulaciones

- No tienes que salir de casa</td><td>- Requiere que hagas una considerable inversión inicial (se justifica si considera la relación precio – valor)

- Requiere espacio amplio en tu domicilio (se nota sobre todo cuando no lo estás usando)

- Puede ser aburrido si no lo combinas estímulos externos como música o videos de caminata (actualmente muchas caminadoras vienen con pantalla integrada en donde puedes hacer recorridos virtuales).</td></tr>
<tr><td colspan="2">RECOMENDACIÓN: Indicado casi para cualquiera de tus circunstancias. Es poco probable que tengas que suspenderla definitivamente, porque puedes hacerla con muy poca intensidad.</td></tr>
<tr><td colspan="2">Calificación general para el/la Súper Viviente: ☆☆☆☆☆</td></tr>
</table>

Tabla N.º 2: Ficha técnica de la banda sin fin o caminadora.

III- EL TROTE ESTÁTICO.

La realidad económica de muchas personas es que no disponen de muchos recursos como para pensar en invertir mucho dinero en adquirir un equipo para hacer ejercicio. En tales casos, hacer ejercicio se convierte en todo un reto, sobre todo para quienes hasta les es difícil adquirir los costosos medicamentos para la salud cardiovascular. Es por ello por lo que incluyo este tipo de entrenamiento, poco referenciado en la literatura médica, y poco valorado por los clubes de personas que hacen ejercicio. **El trote estático es un recurso que brilla por su óptima economía.** No necesita ni mucho espacio ni mucho dinero. Con hacerlo sobre una superficie que absorba suficientemente los impactos del pie contra el suelo, tal como un mat de ejercicio, o usar un calzado con suela diseñada para corredores, es suficiente. Ya en el capítulo anterior, te señalé las características de la caminata estática. El trote estático es similar, pero se toma en cuenta que los pasos no son caminando, sino trotando. En la tabla N.º 3 puedes ver la ficha técnica del trote estático para obtener más detalles.

Puedes hacerlo más divertido si observas videos de caminatas virtuales mientras te ejercitas.

El trote estático puede combinarse con movimientos de los brazos, estilo entrenamiento de boxeo. Esto aumenta la intensidad de la actividad, y la convierte en un excelente ejercicio mixto (combinación de entrenamiento dinámico y entrenamiento de fuerza).

TROTE ESTÁTICO	
Clasificación según intensidad: Es una actividad que demanda un esfuerzo de intensidad **moderada a vigorosa**	
Ventajas	Desventajas
- Una de las actividades más económicas que existe, al igual que la caminata estática y la calistenia. - Es una actividad fácil de realizar, sobre todo si eres joven. - Puedes hacerla frente a una pantalla mientras observas videos que simulan recorridos reales. - No tienes que salir de casa.	- No es una opción si tienes una baja capacidad funcional, es decir, te cansas muy fácilmente (intensidad mínima del esfuerzo invertido en esta actividad: más o menos unos 4 METS) - Tiene un moderado impacto sobre las articulaciones de las piernas, lo que aumenta el riesgo de que sufras una lesión muscular o tendinosa, sobre todo si no estás acostumbrado(a) a trotar o correr. - Requiere cierta destreza para que aprendas a controlar la intensidad de la actividad (depende de la frecuencia y amplitud de tus movimientos)
RECOMENDACIÓN: Te lo recomiendo si tienes una mediana o buena forma física, sin dolores musculares o articulares en las piernas.	
Calificación general para el/la Súper Viviente: ☆☆☆☆	

Tabla N.º 3: Ficha técnica del trote estático.

IV- CALISTENIA

La calistenia es una forma de gimnasia rítmica, que utiliza al cuerpo humano y sus segmentos como únicos elementos de sostén y resistencia. Son ejercicios dinámicos (aunque en ocasiones pueden incluir altos componentes estáticos) que tienen por objeto mejorar la movilidad, la fuerza y la coordinación de quienes la practican. Dado que su duración puede ser prolongada en el tiempo, se han usado tradicionalmente como opción de entrenamiento para mejorar la capacidad cardiorrespiratoria en los programas de rehabilitación cardíaca. En los albores de estos programas, un grupo de médicos y fisiólogos midieron la intensidad de estos ejercicios de acuerdo con el consumo de oxígeno que se hacía en cada uno de ellos, de manera que se puede estimar muy aproximadamente cuánto es el gasto energético de un numeroso grupo de ejercicios calisténicos. Por favor, observa la ficha técnica de la calistenia en la tabla N.º 4.

Recientemente, se utiliza el término "calistenia" para incluir una amplia variedad de ejercicios que tienen en común solamente que utilizan tu peso corporal como resistencia, pero que están hechos para personas con excelente forma física. No es a este ejercicio al que me estoy refiriendo.

En el capítulo 7 te explicaré con más detalles esto de la calistenia "cardiovascular". Aprenderás a hacer y disfrutar de estos ejercicios.

CALISTENIA (CARDIOVASCULAR)	
Clasificación según intensidad: Es una actividad que implica que hagas un esfuerzo de intensidad **ligera a moderada**	
Ventajas	Desventajas
- Una de las actividades más económicas que existen, tal como la caminata y el trote estático. - Actividad fácil de realizar no importa la edad que tengas. - Ha demostrado grandes beneficios en personas con enfermedad cardíaca. - Puedes practicarla solo(a) o acompañado(a). - Mejora tu coordinación, balance y equilibrio, así como tu capacidad cardiorrespiratoria - No tienes que salir de casa	- Puede volverse muy aburrida si la haces solo(a). - Puede requerir ayuda de un instructor para aprender a hacer los ejercicios. - Puedes requerir un metrónomo para hacer bien los ejercicios.
RECOMENDACIÓN: Con altísima probabilidad, te va a servir.	
Calificación general para el/la Súper Viviente: ☆☆☆☆☆	

Tabla N.º 4: Ficha técnica de la calistenia.

V- LA BICICLETA

En los países europeos, y muchos países asiáticos, la mayor parte de las personas manejan la bicicleta. En el mundo de habla hispana, no es la regla para seguir, aunque con los precios actuales de los combustibles, cada vez más personas optan por este tipo de medio de transporte. Es muy posible que tú, al igual que muchas personas, hayan aprendido desde la infancia a desplazarse en bicicleta.

Montar bicicleta es una de las actividades físicas más beneficiosas desde el punto de vista de la salud cardiovascular. Es un ejercicio dinámico, que pondrá en forma tu cuerpo, sobre todo los músculos de tus piernas, que están directamente relacionados con tu independencia funcional, sobre todo, cuando llegues a ser adulto mayor (si es que aún no lo eres). Atenta contra esta práctica que quizás no te atrevas a manejar una bicicleta si es que no lo aprendiste a hacer cuando eras más joven. También son factores limitantes las pocas ciclovías disponibles en muchos países, así como el riesgo de caída de la bicicleta, entre otros accidentes que le pueden acontecer a un ciclista. Revisa por favor la tabla N.° 5.

<table>
<tr><th colspan="2">BICICLETA</th></tr>
<tr><td colspan="2">Clasificación según intensidad: Es una actividad que requiere que hagas un esfuerzo de intensidad moderada a vigorosa</td></tr>
<tr><td>Ventajas</td><td>Desventajas</td></tr>
<tr><td>- Es una actividad fácil de realizar, sobre todo si eres joven.

- Ha demostrado grandes beneficios para prevenir o controlar la enfermedad cardíaca

- Puedes practicarla solo(a) o en grupos.

- Tiene poco impacto sobre tus articulaciones, y fortalece los músculos de tus muslos y piernas.</td><td>- Requiere espacio amplio y adecuado

- No es una opción si tienes baja capacidad funcional (intensidad mínima de la actividad: aproximadamente 4 METS)

- Requiere un proceso de aprendizaje

- Elevado riesgo de caída.

- El costo de la bicicleta

- El trayecto puede tener mucha inclinación y ser complicado de superar

- Riesgo de compresión en el periné por el apoyo en el sillín de la bicicleta (síndrome del ciclista)</td></tr>
<tr><td colspan="2">RECOMENDACIÓN: Te la recomiendo si tienes buena capacidad funcional, un buen equilibrio y experiencia previa en el uso de la bicicleta.</td></tr>
<tr><td colspan="2">Calificación general para el/la Súper Viviente: ☆☆☆☆</td></tr>
</table>

Tabla N.º 5: Ficha técnica de la bicicleta.

VI- LA BICICLETA ESTÁTICA

Todas las ventajas de la bicicleta, eliminando casi al máximo el riesgo de caída, es lo que puedes encontrar en la bicicleta estática, además de la ventaja que te da el hacer ejercicio en casa, aunado a un precio menor que el de una caminadora. Si antes te recomendé con creces invertir en una caminadora, ahora te vuelvo a hacer esa recomendación con respecto a las bicicletas estáticas.

Usar una bicicleta estática requiere una inversión menor que la de una caminadora. Muchas de las bicicletas disponibles para ser utilizadas en ambientes domésticos tienen una resistencia basada en un sistema mecánico que aumenta la fricción del giro de la rueda, lo que aumenta la resistencia al pedaleo, "frenando" la bicicleta. Otros tienen sistemas más complejos, de origen electromagnético, que por lo general son las que están disponibles en los gimnasios.

Si estás interesado(a), por favor, observa el resumen en la tabla N.º 6.

BICICLETA ESTÁTICA	
Clasificación según intensidad: Es una actividad que reguiere que hagas un esfuerzo de cualquier intensidad: **ligera, moderada o vigorosa**	
Ventajas	Desventajas
- Actividad fácil de realizar no importa tu condición física. - Ha demostrado grandes beneficios para prevenir o controlar la enfermedad cardíaca. - Tiene poco impacto sobre tus articulaciones, y fortalece los músculos de tus muslos y piernas. - Puedes ejercitarte en casa	- Riesgo de compresión en el periné por el apoyo en el sillín de la bicicleta (síndrome del ciclista) - Requiere de una inversión inicial que puede ser significativa para la economía familiar (se justifica si consideras la relación precio – valor). - Requiere de un espacio en casa. - Puede ser aburrida si no usas estímulos externos (actualmente algunos modelos vienen con pantalla integrada en donde puedes hacer recorridos virtuales).
RECOMENDACIÓN: Te la recomiendo ampliamente.	
Calificación general para el/la Súper Viviente: ☆☆☆☆☆	

Tabla N.º 6: Ficha técnica de la bicicleta estática.

VII- SPINNING

He aquí un ejemplo de una actividad que utiliza un instrumento apropiado, pero lo hace en una manera que pudiera ser contraproducente. El spinning es una actividad rítmica y de gran intensidad, hecha sobre bicicletas fijas de un diseño especial, que generalmente se hace en grupos dirigidos por un instructor al ritmo de la música. Tiene a su favor, que es una actividad dinámica que puede resultar divertida si la haces con un líder motivador y carismático.

Lamentablemente, este tipo de ejercicio está diseñado principalmente para que hagas una **actividad física de alta intensidad**, por lo que **la mayoría de las personas con enfermedad cardíaca o con alta predisposición a sufrirla no deberían elegir este tipo de entrenamiento como una opción saludable**. Realizar actividades de alta intensidad puede beneficiarte, sobre todo si las haces por cortos períodos de tiempo, con descansos interpolados. De eso te hablaré en la sección de entrenamiento interválico. Sin embargo, el ejercicio de intensidad vigorosa o máxima tiene mayor riesgo de complicaciones cardiovasculares, así como de lesiones de músculos, ligamentos o tendones, por lo que no sería una opción de entrenamiento que yo te pueda recomendar. Para más detalles, observa la ficha técnica del Spinning en la tabla N.° 7.

<table>
<tr><th colspan="2">SPINNING</th></tr>
<tr><td colspan="2">Clasificación según intensidad: Es una actividad que te demanda un esfuerzo de intensidad vigorosa</td></tr>
<tr><td>Ventajas</td><td>Desventajas</td></tr>
<tr><td>- Puedes hacerla en casa
- Puedes practicarla solo(a) o acompañado(a)
- Puedes estar muy motivado(a), sobre todo si tu instructor es carismático.</td><td>- No es una opción si tienes una baja o media capacidad funcional (intensidad mínima de la actividad: aproximadamente 7-8 METS).
- La intensidad del ejercicio aumenta el riesgo de que sufras una lesión muscular o tendinosa.
- La duración del ejercicio está determinada por el líder.
- Técnicamente exigente.
- Esfuerzo cercano al máximo</td></tr>
<tr><td colspan="2">RECOMENDACIÓN: No te lo recomiendo como método de entrenamiento, a menos que ya lo hayas practicado y lo toleres bien.</td></tr>
<tr><td colspan="2">Calificación general para el/la Súper Viviente: ☆</td></tr>
</table>

Tabla N.º 7: Ficha técnica del spinning.

VIII- LA NATACIÓN

Ya debes haber oído mucho sobre los beneficios de la natación sobre el aparato cardiorrespiratorio. En primer lugar, debido a que involucra una actividad dinámica que incluye a muchos músculos del cuerpo. Hasta ahora, prácticamente todas las formas de entrenamiento que te he sugerido, enfatizan la actividad de las piernas, o como dicen los entrenadores y profesionales de la salud: "los miembros inferiores". La natación exige actividad de casi todos tus músculos. En segundo lugar, debido a que te obliga a concientizar, regular y mejorar la función respiratoria. Al sincronizar las respiraciones con las brazadas, y al depender de la cantidad de aire almacenado en los pulmones para poder resistir las inmersiones, **tu sistema respiratorio mejora sensiblemente su funcionalidad**. El principal problema de la natación como actividad de entrenamiento para personas con problemas cardíacos es que el ser humano no está diseñado para respirar bajo el agua. (Supongo que eso ya lo sabías). Y esto no solamente significa un riesgo de ahogamiento. Con todo lo beneficioso que es la rehabilitación cardiovascular para la salud de las personas con enfermedad cardíaca, **no es muy frecuente la utilización de piscinas en estos casos**, principalmente debido a lo engorroso que puede ser prestarle atención especializada si ocurre una emergencia en un ambiente líquido o mojado, como lo es una piscina y sus alrededores. Para algo más esquemático, por favor, revisa la tabla N.° 8.

<table>
<tr><th colspan="2">NATACIÓN</th></tr>
<tr><td colspan="2">Clasificación según intensidad: Es una actividad que te demanda un esfuerzo de intensidad moderada a vigorosa</td></tr>
<tr><td>Ventajas</td><td>Desventajas</td></tr>
<tr><td>- Actividad económica (lo que vas a invertir es en ropa especializada y posiblemente, alquiler de la piscina)

- Te resultará fácil de realizar, sobre todo si eres joven.

- Ha demostrado grandes beneficios para prevenir o controlar la enfermedad cardíaca.

- Puedes hacerla solo(a) o acompañado(a)

- Te entrena muchos músculos, así como tu sistema cardiorrespiratorio</td><td>- Requiere una piscina (o una playa)

- No es una opción si tienes baja capacidad funcional (intensidad mínima de la actividad: aproximadamente 5 METS)

- Riesgo de ahogamiento

- Es difícil asistir a alguien en caso de emergencia.</td></tr>
<tr><td colspan="2">RECOMENDACIÓN: Te la recomiendo si tienes buena capacidad funcional, sobre todo si tienes experiencia previa como nadador(a).</td></tr>
<tr><td colspan="2">Calificación general para el/la Súper Viviente: ✰✰✰✰</td></tr>
</table>

Tabla N.º 8: Ficha técnica de la natación.

Por cierto, si decides entrenarte nadando, tu frecuencia cardíaca no subirá tanto como cuando haces ejercicio convencional. *El promedio de la frecuencia cardíaca en el agua es 6 a 7 latidos por minuto menor que a la misma intensidad de esfuerzo estando fuera del agua.* La razón para esta diferencia es la mayor disipación del calor dentro del agua. Deberías estar alerta sobre este aspecto, porque de lo contrario podrías exigirte mucho más de lo habitual para alcanzar la misma frecuencia cardíaca de entrenamiento, y eso podría producirte fatiga, cansancio o dificultad para completar tu cuota de ejercicio.

IX- MÁQUINAS ELÍPTICAS

Las máquinas elípticas irrumpieron en el mercado como la gran solución en la prevención de las lesiones asociadas al trote o a la carrera. Como ya te comenté, trotar o correr es una actividad física que demanda grandes esfuerzos elásticos (el rebote puede lesionar músculos, ligamentos o tendones), por lo que algunos ingenieros determinaron cuál era el recorrido más adecuado de los pies, tobillos, rodillas y caderas para evitar las lesiones asociadas con la carrera. **Así surgieron las máquinas elípticas y su elegante y discreto movimiento sinuoso.** A pesar de la solución inteligente a un problema importante, las máquinas elípticas han traído consigo **altas tasas de abandono** de su uso, sobre todo como consecuencia de la dificultad técnica que presentan ciertas personas al practicar esta actividad, lo que hace que a tales personas les cueste hacer un recorrido de baja intensidad con tales máquinas. Para más detalles, por favor, observa la tabla N.º 9.

MÁQUINAS ELÍPTICAS	
Clasificación según intensidad: Es una actividad que requiere que hagas un esfuerzo de intensidad **moderada a vigorosa**	
Ventajas	Desventajas
- Puedes hacerlas en casa. - En general, no son tan costosas como las caminadoras. - Produce muy bajo desgaste/impacto en tus articulaciones - No requiere mucho espacio en el domicilio - Es un ejercicio dinámico, que aumentará tu capacidad aeróbica.	- Requieren que hagas una inversión moderada. - No es una opción si tienes una baja capacidad funcional. - Pueden ser aburridas si no se acompaña de estímulos agradables. - Técnicamente, es más exigente que la caminata, y en ocasiones, que la bicicleta, por lo que a algunas personas les resultan incómodas, sobre todo durante su período de adaptación inicial.
RECOMENDACIÓN: Te las recomiendo si tienes una buena capacidad funcional, y si te resulta cómodo o agradable usarlas.	
Calificación general para el/la Súper Viviente: ☆☆☆☆	

Tabla N.º 9: Ficha técnica de las máquinas elípticas.

X- ENTRENAMIENTO DE FUERZA.

Hasta finales del siglo XX, la mayoría de los fisioterapeutas, kinesiólogos, fisiólogos del ejercicio y cardiólogos que trabajaban con personas en un plan de rehabilitación cardíaca, desaconsejaban el entrenamiento de fuerza. La razón para hacerlo era que se pensaba que este tipo de ejercicio podía causar complicaciones en la función del corazón. En el momento en el que escribo este libro, la opinión profesional es diametralmente opuesta. **El entrenamiento con pesas es conveniente para la salud cardiovascular.** Esto, a pesar de que es difícil comprobar la respuesta de la tensión arterial durante este tipo de esfuerzo, y requiere que conozcas con cierto detalle las técnicas y las opciones que tienes para usar los equipos que más frecuentemente se usan para fortalecer tus músculos, tanto para evitar que te lesiones como para evitar accidentes, y sobre todo, para garantizar que vas a obtener los beneficios de este tipo de entrenamiento.

Por todo esto, en el capítulo 8 te conversaré un poco más sobre cómo hacer este tipo de entrenamiento. Mientras tanto, puedes verificar la ficha técnica del levantamiento de pesas en la tabla N.° 10.

ENTRENAMIENTO DE FUERZA	
Clasificación según intensidad: Es una actividad que te va a exigir un esfuerzo de intensidad **moderada a vigorosa.**	
Ventajas	Desventajas
- Te resultará fácil de realizar, sobre todo si eres una persona joven. - Ha demostrado grandes beneficios en muchas áreas de la salud, incluida la cardiovascular. - Puede producir cambios en tu apariencia física, que son socialmente muy atractivos, tales como el crecimiento de los músculos. Esto puede mejorar tu autoestima y tu autoconfianza. - Produce cambios en la fuerza muscular, que ningún otro tipo de ejercicio te puede ofertar, y que son funcionalmente necesarios.	- Requiere que cuentes con un ambiente apropiado (gimnasio con pesas). - Requiere adiestramiento en el uso de los equipos, así como de los ejercicios que puedes realizar. - Tiene un alto componente estático (lo que requiere que hagas otras mediciones, aparte de la duración del ejercicio) - No es una opción para ti, si tienes muy baja capacidad funcional. - Puede asociarse a un gran desgaste/impacto en tus músculos y articulaciones. - Riesgo elevado de que te lesiones - No es tan sencillo que midas la respuesta de tu

- Puedes entrenarte solo(a) o acompañado(a).	sistema cardiovascular (no sirve chequear solamente la frecuencia cardíaca o la tensión arterial) - Puede hacerte subir mucho la tensión arterial
RECOMENDACIÓN: Te lo recomiendo ampliamente, pero deberías contar con alguien que te enseñe los principios de este tipo de ejercicios. Sobre todo puedes hacerlo si tienes buena capacidad funcional, con baja posibilidad de arritmias y si sabes utilizar los equipos mecánicos.	
Calificación general para el/la Súper Viviente: ☆☆☆☆	

Tabla N.º 10: Ficha técnica del entrenamiento de fuerza.

XI- YOGA

Te voy a presentar algunas disciplinas orientales que han ganado popularidad en el mundo occidental, y que se han visto relacionadas con una vida más saludable. Posiblemente ya estés familiarizado(a) con el Yoga. **Es una disciplina que combina la meditación, el movimiento armónico, la flexibilidad y el control de los movimientos corporales como los elementos más distintivos de su filosofía.** Requiere tan solo una esterilla o mat, y la guía de un instructor experimentado. Por favor, revisa su ficha técnica en la tabla N.º 11.

YOGA	
Clasificación según intensidad: Es una actividad que requiere que hagas esfuerzos de **intensidad leve a moderada**	
Ventajas	Desventajas
- Actividad muy económica (inversión básica: un mat y ropa holgada) - Puedes iniciarte en su práctica incluso si tienes baja capacidad funcional o poca experiencia. - Te va a ayudar mucho en el aspecto de tu flexibilidad. - Puedes hacerlo solo(a) o acompañado(a) - Poco desgaste o impacto en tus articulaciones	- Puedes llegar a niveles de gran exigencia, pero para ello necesitas de mucha disciplina y mucha paciencia. - No está diseñada para producir muchos beneficios en tu sistema cardiovascular. - Su filosofía subyacente podría dar lugar a inconvenientes, sobre todo si eres creyente de otras religiones. Recuerda que aquí no te recomiendo una filosofía, sino un ejercicio. - Depende mucho de la guía de un instructor.
RECOMENDACIÓN: Te lo recomiendo ampliamente, aunque no sea un ejercicio cardiorrespiratorio	
Calificación general para el/la Súper Viviente: ☆☆☆	

Tabla N.º 11: Ficha técnica del yoga.

XII- TAICHI

El taichi es otra de las disciplinas orientales que ha ingresado con éxito al ámbito de la salud en el mundo occidental. **En vista de que no es un arte marcial competitivo, puede ser practicado por la mayoría de las personas, incluso adultos mayores o personas con enfermedad cardiovascular.**

Este arte oriental hace énfasis en movimientos armónicos, controlados y continuos que debes realizar en forma pausada, promoviendo una respiración profunda y rítmica. También, para poder lograr muchas de sus posiciones o movimientos, necesitas control de tus movimientos, el que lograrás aumentando tu fuerza muscular y tu flexibilidad.

Es una de las disciplinas físicas que más enfatizan el balance y equilibrio corporal, por lo que puede serte útil si tienes algún tipo de problemas en esta área de tu condición física.

Puedes observar la tabla N.º 12 para más detalles de este sistema de ejercicio.

TAICHI	
Clasificación según intensidad: Es una actividad que puedes hacer con una intensidad **ligera a moderada**	
Ventajas	Desventajas
- Actividad muy económica (inversión básica: ropa y calzado especializado) - Puedes iniciarte en su práctica incluso si tienes baja capacidad funcional, o no tengas experiencia previa. - Ha demostrado algunos beneficios en algunos estudios científicos, sobre todo en los programas de prevención de caídas - Puedes hacerlo solo(a) o acompañado(a) - Poco desgaste o impacto articular	- Requiere de un espacio agradable - Puede involucrar mucha actividad estática (posiciones sostenidas por un tiempo que puede parecerte considerable) - Depende mucho de la guía de un instructor. - No tiene suficientes beneficios sobre tu salud cardiovascular, aunque sí sobre tu actitud mental y tu balance y equilibrio.
RECOMENDACIÓN: Te lo recomiendo ampliamente.	
Calificación general para el/la Súper Viviente: ☆☆☆☆	

Tabla N.º 12: Ficha técnica del taichi.

XIII- OTRAS ARTES MARCIALES

Existen muchas otras variedades de artes marciales: el karate, el kung-fu, el judo, el taekwondo, son algunas de ellas. Su práctica se ha ido extendiendo a todo el mundo occidental. Sin embargo, pocas sociedades científicas las recomiendan como ejercicios para mejorar la salud. La principal razón para esta omisión es que son actividades deportivas competitivas, que incorporan técnicas diseñadas para el combate cuerpo a cuerpo.

Por si no lo he comentado antes, te lo indico ahora: las actividades competitivas no son las recomendadas para mejorar la salud. Con todo, las artes marciales hacen que puedas mejorar tu fuerza muscular, el control de tu cuerpo, tu balance y equilibrio, tu flexibilidad, tu agilidad, y tu actitud mental, destacando aspectos como tu autoestima y tu auto confianza. Sin embargo, si entrenas para competir, el control que tengas sobre tu sistema cardiovascular va a ser deficiente, y el entrenamiento te puede poner en un riesgo que no es necesario. Así que en este libro no te recomendaré este tipo de entrenamiento, a menos que tu salud cardiovascular sea buena, y no pretendas mejorarla con estas disciplinas.

De igual manera, por favor, revisa la tabla N.° 13.

OTRAS ARTES MARCIALES	
Clasificación según intensidad: Es una actividad de intensidad **vigorosa**	
Ventajas	Desventajas
- Actividad muy económica (inversión básica: ropa especializada) - Puedes hacerlas solo(a) o acompañado(a) - Mejorará tu disciplina, tu autoestima, autoconfianza y autocontrol.	- Requiere un ambiente especial - Puede involucrar mucha actividad estática, con posiciones sostenidas por largo tiempo con mucha tensión muscular. - Depende mucho de la guía de un instructor. - No tiene suficientes beneficios cardiovasculares, por lo que no se justifica que las uses para mejorar la salud de tu corazón. - Alto riesgo de lesión
RECOMENDACIÓN: Solo te las recomiendo si eres joven, con buena capacidad funcional, con bajo riesgo de fracturas. No te las recomiendo para que mejores tu salud cardiovascular	
Calificación general para el/la Súper Viviente: ☆☆	

Tabla N.º 13: Ficha técnica de las otras artes marciales

XIV- ENTRENAMIENTOS CRUZADOS O FUNCIONALES

En los últimos años del siglo XX e inicios del XXI han surgido distintas formas de entrenamiento que intentan tomar principios básicos de distintas disciplinas o incluso de actividades humanas cotidianas. Esta mezcla de elementos y actividades se orienta a conformar **un programa de ejercicios que toma en cuenta muchas dimensiones de la forma física saludable: Flexibilidad, fuerza, equilibrio, capacidad aeróbica, potencia, coordinación, agilidad, etc**.

Lo que ocurre con estas propuestas tan interesantes es que la mayoría de ellas **apuntan a un entrenamiento de alta intensidad, inclusive de muy alta intensidad**, aunque sea por períodos de tiempo muy corto. Y es precisamente la intensidad alta la que puede producir complicaciones en personas con enfermedad cardiovascular. Y estas complicaciones no necesariamente son del corazón, sino pueden ser de músculos o articulaciones, que si se lesionan pueden obligarte a guardar un reposo que te sacará de acción por un tiempo significativo. Por ello es por lo que **no te recomiendo estas opciones de entrenamiento a menos que sean dirigidas por un profesional de la salud que conozca muy bien tu caso.**

Verifica, por favor, en la tabla N.º 14.

ENTRENAMIENTO FUNCIONAL	
Clasificación según intensidad: Es una actividad que requiere de un esfuerzo de intensidad **vigorosa**	
Ventajas	Desventajas
- Actividad económica (inversión básica en ropa y calzado especializado) - Actividad fácil de realizar, sobre todo si eres una persona joven. - Puede hacerse en grupos medianos o grandes. - Aumentará tu fuerza, control de tus movimientos, flexibilidad, agilidad, etc.	- Requiere espacio amplio y agradable - No es una opción si tienes baja capacidad funcional (intensidad mínima de la actividad: aproximadamente 6 a 7 METS). - Riesgo aumentado de complicaciones cardiovasculares, lesiones musculares o articulares - Depende mucho de la guía del instructor - Difícil monitorización cardiovascular (no sirve chequear solamente la frecuencia cardíaca)
RECOMENDACIÓN: Te lo recomiendo si eres joven, con buena capacidad funcional, con bajo riesgo cardiovascular y con experiencia en deportes de alta intensidad.	
Calificación general para el/la Súper Viviente: ✰	

Tabla N.º 14: Ficha técnica del entrenamiento cruzado o funcional

XV- ENTRENAMIENTO HIIT (HIGH INTENSITY INTERVAL TRAINING)

De igual manera, recientemente se ha popularizado una forma de entrenamiento que está diseñada para que quien se está ejercitando, pueda alcanzar una intensidad de ejercicio muy alta por un período de tiempo muy corto, seguido inmediatamente por ejercicio de baja o muy baja intensidad, incluso en algunos casos, por períodos de reposo o recuperación. La combinación del ejercicio de alta intensidad con períodos de actividad de baja intensidad o reposo es a lo que se llama entrenamiento interválico.

De acuerdo con lo que se ha observado hasta ahora, este tipo de entrenamiento puede ser muy conveniente para la salud cardiovascular, incluso en personas que ya han tenido un infarto u otro problema cardíaco. Sin embargo, recomiendo que, si tu cardiólogo o médico te indica entrenamiento HIIT, lo hagas siguiendo las indicaciones de un profesional de la salud que te haya evaluado adecuadamente, y que supervise al menos las primeras sesiones de entrenamiento, para garantizar que estés haciendo bien la combinación de ejercicio de alta intensidad, con los períodos de recuperación o de intensidad baja.

Verifica, por favor, en la tabla N.º 15.

HIIT	
Clasificación según intensidad: Es una actividad que requiere que combines esfuerzos de intensidad **baja y vigorosa**	
Ventajas	Desventajas
- Actividad económica (inversión básica en ropa y calzado especializado) - Actividad que, en principio, parece fácil de realizar - Puedes hacerlo sólo(a), así como también en grupos medianos o grandes. - Ha demostrado beneficios sobre la salud cardiovascular	- Requiere supervisión y control profesional, principalmente durante las primeras sesiones. - Requiere que conozcas cuál es la combinación más apropiada para ti de ejercicio de alta intensidad y de ejercicio de baja intensidad. - Riesgo moderado de complicaciones cardiovasculares, de lesiones musculares o articulares - Difícil monitorización cardiovascular (no sirve chequear solamente la frecuencia cardíaca)
RECOMENDACIÓN: Te lo recomiendo ampliamente, sobre todo en programas supervisados	
Calificación general para el/la Súper Viviente: ☆☆☆☆	

Tabla N.º 15: Ficha técnica del HIIT

XVI- BAILE

Termino con una actividad que, aparte de tener un impacto significativo sobre el sistema cardiovascular, es agradable para la mayoría de las personas. Puede producir beneficios cardiorrespiratorios, sobre la fuerza muscular, la coordinación y el equilibrio.

Una sesión de baile puedes realizarla tanto individual como grupalmente, y hacerla con esfuerzos de baja, moderada y alta intensidad. No es lo mismo bailar un bolero parado sobre un ladrillo, que bailar un merengue dominicano o una coreografía de rock and roll, o de breakdance.

El baile es una de las actividades que más te recomiendo. No solo por sus beneficios sobre tu sistema cardiovascular, sino por lo agradable y satisfactorio que es para la mayoría de las personas.

Por todo ello, le dedicaré unos comentarios adicionales en el capítulo 7. Mientras tanto, puedes observar la tabla N.° 16.

BAILE	
Clasificación según intensidad: Es una actividad cuyo esfuerzo puede ser de cualquier intensidad: **ligera, moderada o vigorosa**	
Ventajas	Desventajas
- Actividad económica (inversión básica en ropa y calzado especializado) - Actividad fácil de realizar para la mayoría de las personas. - Ha demostrado grandes beneficios sobre la salud cardiovascular y general. - Puedes hacerlo solo(a) o acompañado(a), incluso en grandes grupos - Utiliza múltiples grupos	- Puede que requieras de un instructor y equipo de sonido - Es una actividad con importante prejuicio social (a no todos les gusta que los vean bailando)
RECOMENDACIÓN: Te lo recomiendo ampliamente.	
Calificación general para el/la Súper Viviente: ☆☆☆☆☆	

Tabla N.º 16: Ficha técnica del baile.

He intentado presentarte algunas opciones. En próximos capítulos, podrás ver algunos detalles adicionales sobre las actividades que más te quisiera recomendar. Te invito a que sigas leyendo.

P.D: Uno de los mejores ejercicios que puedes hacer si has

sufrido una enfermedad cardíaca, o si tienes algunas molestias que te hacen pensar que tal vez tu corazón no esté del todo bien, es acudir a un médico, preferiblemente un cardiólogo. No debes intentar resolver tu problema de salud sin tomar en cuenta el criterio de tu médico. Los Súper Vivientes valoramos la opinión médica.

RECURSOS COMPLEMENTARIOS/REFERENCIAS:

1- Te dejo por aquí el video de Súper viviente de corazón, en cuanto a las otras opciones de entrenamiento que puedes tomar:

CAPÍTULO 7: ¿CÓMO HAGO LA CALISTENIA Y EL BAILE?

"Bailar y correr sacuden la química de la felicidad"

Mason Cooley

En este capítulo te voy a comentar aspectos relacionados con dos de los ejercicios más importantes que te recomiendo hacer, puesto que son económicos, puedes hacerlos en tu domicilio e incorporan muchos músculos y articulaciones que generalmente no son los que usas en tu vida cotidiana o al trasladarte de un sitio a otro.

¿QUÉ DEBO SABER SOBRE LA CALISTENIA?

Se tratan de ejercicios cuyo propósito es mantener o mejorar la resistencia cardiorrespiratoria mediante movimientos corporales, sin necesidad de utilizar ningún elemento externo como medio de resistencia.

Son ejercicios interválicos. Es decir, se realizan de manera continua por un período de tiempo y luego se descansa por otro período. Si estás comenzando, puedes durar 1 minuto de ejercicio por dos de descanso.

Son ejercicios aeróbicos. Pueden ser utilizados para completar los 150 a 300 minutos de ejercicio aeróbico

que se recomienda hacer cada semana.

¿CÓMO HAGO LA CALISTENIA?

Para hacer una secuencia de ejercicios calisténicos, es conveniente que conozcas algunos aspectos que te permitirán a futuro, realizar los ejercicios adecuados y controlar los resultados de tu entrenamiento. Con ese propósito en mente, permíteme compartir algunos ejemplos y analizar los puntos que creo serán relevantes para tu práctica de ejercicio.

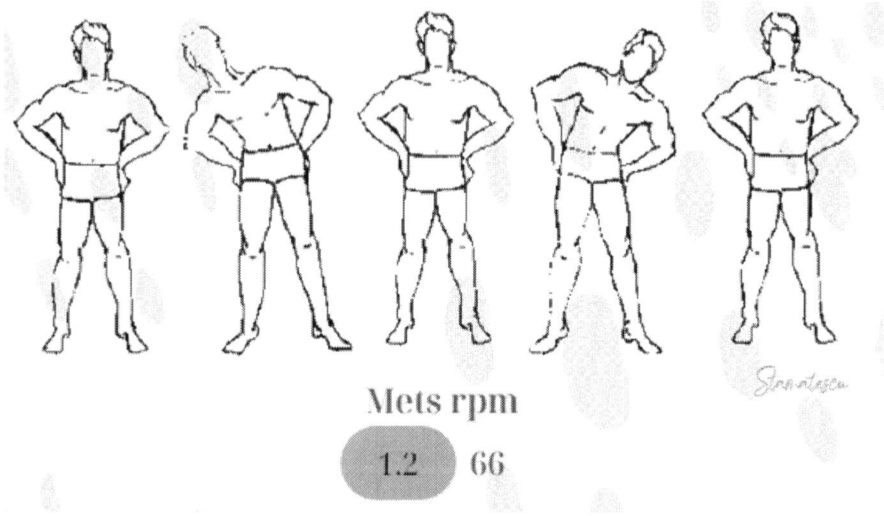

Figura N.º 1: Ejercicio calisténico de 1,2 METS

Observa la figura N.º 1. Este sería el **primer ejercicio** de calistenia. Para comenzar, debes colocar las manos en la cintura, con los pies ligeramente separados. Lleva el torso hacia la derecha, vuelve al centro y luego a la izquierda.

Continúa rítmicamente hasta completar el tiempo de ejercicio (te sugiero 30 segundos, de acuerdo con la tabla N.º 1). **Controla tu frecuencia cardíaca** o saturación con un oxímetro (si tienes indicado el uso del oxímetro) **inmediatamente después de haber terminado el ejercicio.** Registra ambos valores en un cuaderno bajo la casilla "1". Descansa dos minutos luego de terminado el ejercicio (Vea la tabla N.º 1). Si te sientes bien, puedes pasar al ejercicio número 2.

Fíjate que en la figura N.º 1, justo al lado del ejercicio, aparece una información que tiene dos partes: La primera parte hace referencia al consumo de oxígeno que implica realizar este ejercicio. Como recordarás, medir el consumo de oxígeno de una actividad dinámica/aeróbica es la mejor forma para determinar la intensidad del ejercicio que se está realizando. Esta es una de las principales ventajas de los ejercicios calisténicos diseñados para los programas de rehabilitación cardíaca. Registran con bastante aproximación la intensidad de cada ejercicio. Así, en el ejercicio de la figura N.º 1, puedes observar que requiere un consumo de oxígeno de 1,2 METS. (Recuerda también que los METS son la unidad que se utiliza para medir el consumo de oxígeno).

Etapas de progresión de la calistenia	Tipo de calistenia	Número propuesto de ejercicios	Duración de cada ejercicio calisténico	Duración del descanso entre ejercicios	Condición para pasar a la siguiente etapa
Etapa 1	Tipo I	5 a 7	30 segundos	2 minutos	Cumplir esta etapa al mínimo una semana, hasta que toleres siete ejercicios de 30 segundos de ejercicio por dos minutos de descanso, sin agotarte.
Etapa 2	Tipo I	7	1 minuto	2 minutos	Cumplir esta etapa al mínimo una semana, hasta que toleres siete ejercicios de 1 minuto de ejercicio por dos minutos de descanso, sin agotarte.
Etapa 3	Tipo I	7	2 minutos	1 minuto	Cumplir esta etapa al mínimo una semana, hasta que toleres siete ejercicios de 2 minutos de ejercicio por un minuto de descanso, sin agotarte.
Etapa 4	Tipo I	10	2 minutos	1 minuto	Cumplir esta etapa al mínimo una semana, hasta que toleres diez ejercicios de un minuto de ejercicio por dos minutos de descanso, sin agotarte.
Etapa 5	Tipo II	7	2 minutos	1 minuto	Cumplir esta etapa al mínimo una semana hasta que recibas la indicación de tu fisioterapeuta para hacer todos los ejercicios de la calistenia tipo II, o no tengas ningún tipo de síntomas (sobre todo que no te canses haciendo la calistenia).
Etapa 6	Tipo II	10	2 minutos	1 minuto	Esta es la etapa de mantenimiento. Puedes incorporar o sustituir la mayoría de los ejercicios calisténicos siempre y cuando estés sin síntomas (sobre todo que no tengas cansancio).

Tabla N.º 1: Progresión de los ejercicios calisténicos (esta progresión puede tomar al mínimo seis semanas)

Ejercicio número 2: Puesto(a) de pie, con las manos en la cintura y los pies ligeramente separados. Toca con la mano derecha la rodilla izquierda.

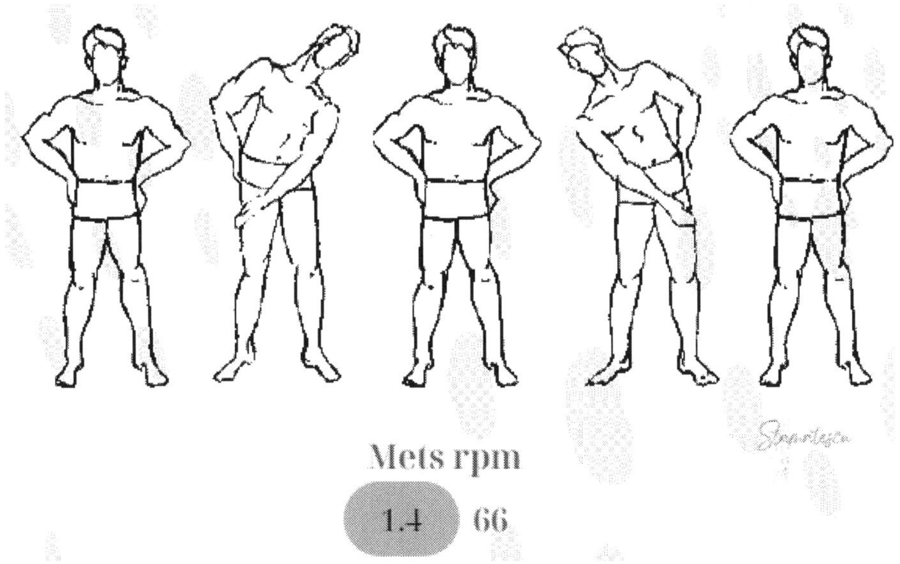

Figura N.º 2: Ejercicio calisténico de 1,4 METS

Vuelve a colocar ambas manos en la cintura. Ahora toca con la mano izquierda la rodilla derecha. Vuelve a colocar ambas manos en la cintura. Continúa rítmicamente hasta completar el tiempo de ejercicio (30 segundos). Controla tu frecuencia cardíaca y saturación de oxígeno con el oxímetro (si lo tienes indicado) inmediatamente después de haber terminado el ejercicio. Registra ambos valores en un cuaderno bajo la casilla "2". Descansa dos minutos (de acuerdo con la tabla N.º 1), luego de terminado el ejercicio. Si te sientes bien, puedes pasar al ejercicio número 3.

La otra información que se suministra en los ejercicios

calisténicos es la frecuencia por minuto (el ritmo del ejercicio) de cada uno de los movimientos. **Para establecer qué tan rápido o lento se debe hacer cada calistenia, se puede usar un metrónomo,** y hacer coincidir la frecuencia de este con los cambios entre una posición y otra. Así, por ejemplo, en el ejercicio N.º 2, se recomienda una frecuencia de 66 repeticiones por minuto. Quizás antes, debo explicar algo sobre el metrónomo.

El metrónomo es un instrumento diseñado para medir fenómenos que sean rítmicos, y, por ende, es utilizado principalmente por músicos. Tanto la calistenia como el baile son modos de entrenamiento rítmicos, por lo que **podrías usar un metrónomo para medir la frecuencia de la calistenia**.

No necesitas comprar un metrónomo en una tienda de música. Puedes descargar una aplicación de metrónomo para tu teléfono inteligente, o puedes escribir en cualquier buscador (como por ejemplo Google o Bing) la palabra "metrónomo", y tendrás uno a tu disposición en tu computadora. Luego, coloca el número que aparece indicado en cada ejercicio calisténico bajo las letras "rpm", y esa es la frecuencia con la que debes cambiar entre una posición y otra del mismo ejercicio.

Por supuesto que **no vas a necesitar usar el metrónomo de por vida para hacer la calistenia, ya con 3 o 4 veces que realices cada ejercicio será suficiente para que conozcas el ritmo con que debes hacerlo, y luego lo harás casi instintivamente.**

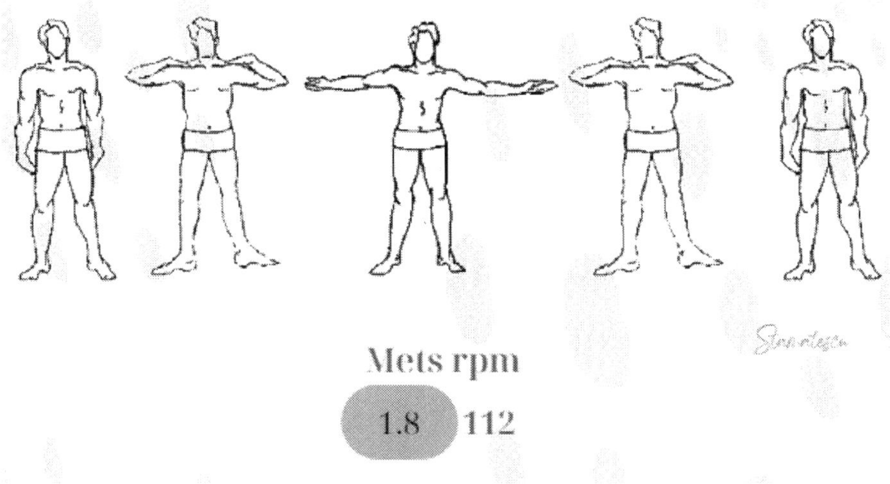

Figura N.º 3: Ejercicio calisténico de 1,8 METS

Ejercicio número 3: De pie, con los brazos a los lados del cuerpo y los pies ligeramente separados. Toca simultáneamente ambos hombros con las manos. Estira los codos hasta una posición "de cruz". Vuelve a tocar ambos hombros con las manos. Coloca los brazos a los lados del cuerpo. Continúa rítmicamente hasta que completes el tiempo de ejercicio (ve la tabla 1). Controla tu frecuencia cardíaca y saturación de oxígeno con tu oxímetro (si lo tienes indicado) inmediatamente después de haber terminado el ejercicio. Registra ambos valores en un cuaderno bajo la casilla "3". Descansa dos minutos (de acuerdo con la tabla N.º 1) luego de terminado el ejercicio. Si te sientes bien, pasa al ejercicio número 4.

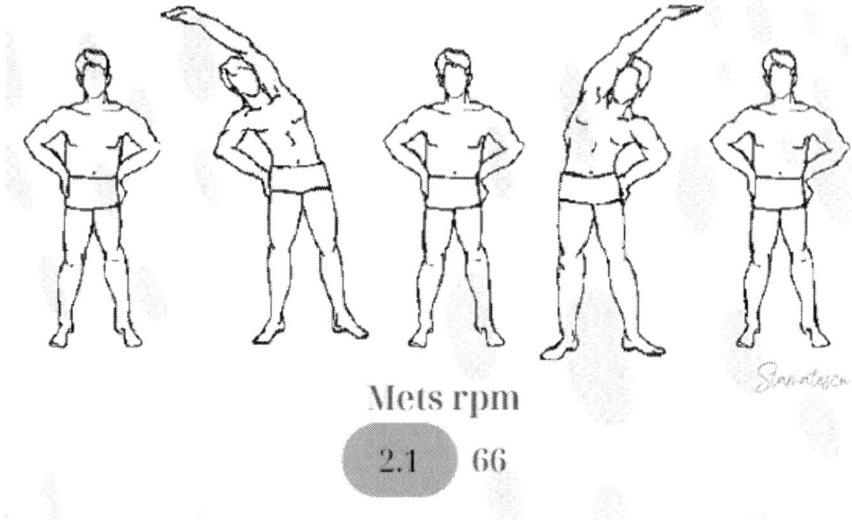

Figura N.º 4: Ejercicio calisténico de 2,1 METS

Ejercicio número 4: Manos en la cintura, con los pies ligeramente separados. Lleva el brazo izquierdo por encima de la cabeza hacia la derecha, mientras inclinas el torso también hacia el lado derecho. Vuelve a la posición inicial. Lleva el brazo derecho por encima de la cabeza hacia la izquierda, mientras inclinas el torso también hacia el lado izquierdo. Vuelve a la posición inicial. Continúa rítmicamente hasta completar el tiempo de ejercicio. Controla tu frecuencia cardíaca y saturación de oxígeno con el oxímetro (si lo tienes indicado) inmediatamente después de haber terminado el ejercicio. Registra ambos valores en un cuaderno bajo la casilla "4". Descansa dos minutos (de acuerdo con la tabla N.º 1) luego de terminado el ejercicio. Si te sientes bien, puedes pasar al ejercicio número 5.

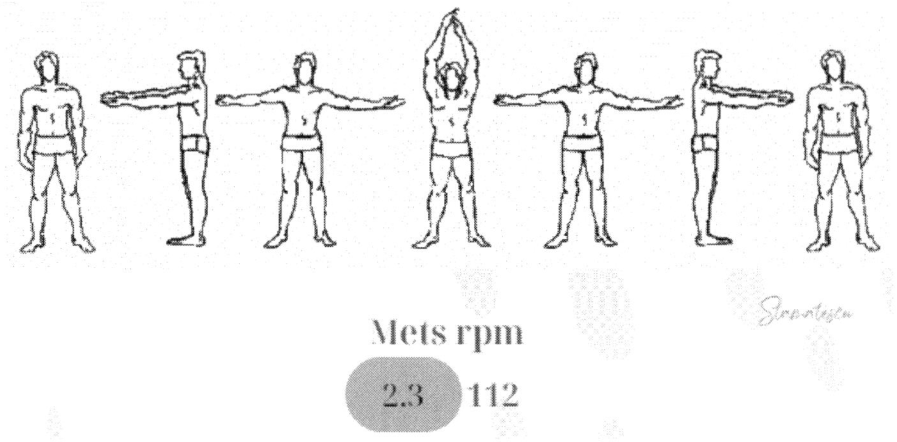

Figura N.º 5: Ejercicio calisténico de 2,3 METS

Ejercicio número 5: De pie, con los brazos a los lados del cuerpo y los pies ligeramente separados. Lleva los brazos estirados en ángulo recto por delante del cuerpo. Luego coloca ambos brazos en posición "de cruz". A continuación, lleva ambos brazos por encima de la cabeza. Vuelve a la posición "de cruz", y luego vuelve a la posición de ambos brazos estirados en ángulo recto por delante del cuerpo. Vuelve a la posición inicial, con los brazos a los lados del cuerpo. Continúa rítmicamente hasta completar el tiempo de ejercicio (Tabla N.º 1). Controla tu frecuencia cardíaca y saturación de oxígeno con el oxímetro (si es que lo tienes indicado) inmediatamente después de haber terminado el ejercicio. Registra ambos valores en un cuaderno bajo la casilla "5". Descansa dos minutos luego de terminado el ejercicio (Tabla N.º 1). **En tu primera sesión, estos serían los cinco primeros ejercicios que podrías completar**. Si lo logras sin cansancio, podrías añadir dos más en tu segunda sesión, de modo que **realices unos 7 ejercicios en la**

primera semana. Como te comenté, el mejor tiempo para iniciar sería de 30 segundos de ejercicio por dos minutos de descanso en esa primera semana. Te recomiendo descansar diez minutos antes de iniciar cualquier otra actividad.

En principio, estas sesiones de ejercicio calisténico deberían hacerse **3 veces por semana** (por ejemplo, los lunes, miércoles y viernes).

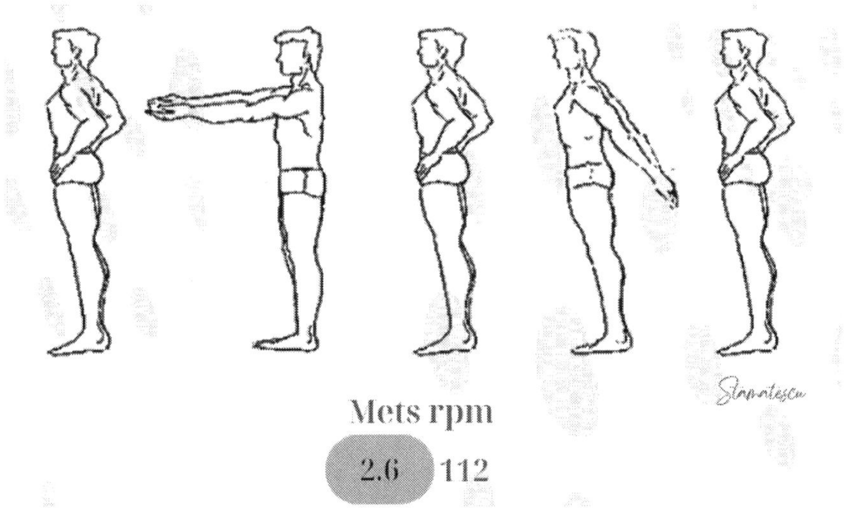

Figura N.º 6: Ejercicio calisténico de 2,6 METS

En la segunda sesión, si no tuviste problemas con los cinco ejercicios anteriores, puedes continuar con el **ejercicio número 6**: Manos en la cintura, con los pies ligeramente separados. Lleva ambos brazos en ángulo recto por delante del cuerpo. Luego regresa las manos a la cintura. Lleva ambos brazos estirados por detrás del cuerpo. Vuelve las manos a la cintura. Continúa rítmicamente hasta completar tu tiempo de ejercicio (Tabla N.º 1). Controla tu frecuencia cardíaca y saturación de oxígeno con el oxímetro (si lo tienes indicado) inmediatamente después de haber terminado el ejercicio. Registra ambos valores en un cuaderno bajo la casilla "6". Descansa dos minutos (Tabla N.° 1) luego de terminado el ejercicio. Si te sientes bien, puedes continuar con el ejercicio número 7.

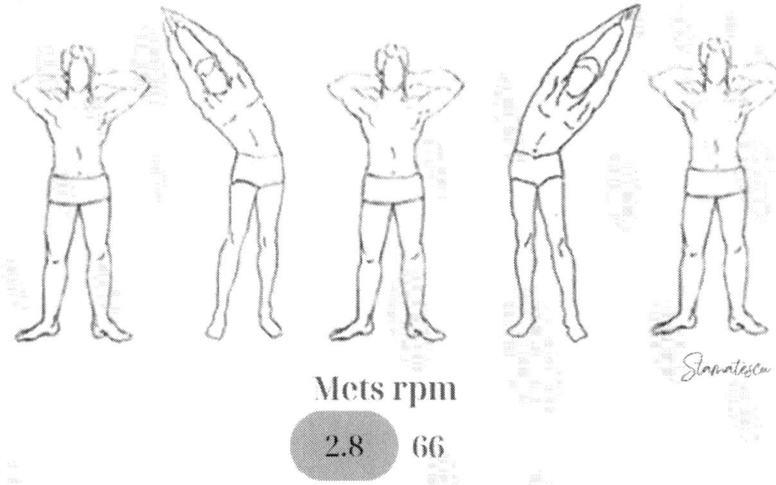

Figura N.° 7: Ejercicio calisténico de 2,8 METS

Ejercicio número 7: De pie con las manos en la nuca, y los pies ligeramente separados. Estira ambos brazos por encima de la cabeza junto con el torso hacia el lado derecho. Vuelve a la posición inicial. Estira ambos brazos por encima de la cabeza junto con el torso hacia el lado izquierdo. Vuelve a la posición inicial. Continúa rítmicamente hasta completar el tiempo de ejercicio (Tabla N.° 1). Controla tu frecuencia cardíaca y saturación de oxígeno con el oxímetro (si lo tienes indicado) inmediatamente después de haber terminado el ejercicio. Registra ambos valores en un cuaderno bajo la casilla "7". Aquí podría terminar la segunda sesión, y descansar 10 minutos antes de iniciar alguna otra actividad.

A medida que avanzan las sesiones, podrías aumentar la duración del tiempo de ejercicio (pasar a la segunda etapa). Si, por ejemplo, ya toleras bien siete ejercicios de 30 segundos de duración y dos minutos de descanso, puedes pasar a la segunda etapa, de 1 minuto de duración y dos minutos de descanso. **Si te cansas o tienes algún síntoma de los descritos en el capítulo 11, no debes progresar o cambiar de etapa.**

Por el contrario, si toleras bien la segunda etapa (por lo general después de dos semanas de ejercicios de calistenia), podrías pasar a la tercera etapa, en la que realices 2 minutos de ejercicio mientras descansas solo un minuto entre cada uno de ellos (revisa de nuevo la tabla N.º 1).

Como pudiste observar en la tabla N.º 1, **deberías continuar realizando 7 ejercicios de calistenia hasta que puedas hacer 7 ejercicios de dos minutos de duración, por un minuto de descanso.** Es decir, haber completado la segunda y tercera etapa, más o menos después de 3 semanas de entrenamiento al menos 3 veces por semana. Si lo logras y te sientes bien, podrías comenzar con la cuarta etapa, en donde vas a incorporar 3 ejercicios más (números 8, 9 y 10), lo que garantiza que **estarías dedicando 30 minutos de ejercicio cada día en que hagas la calistenia.**

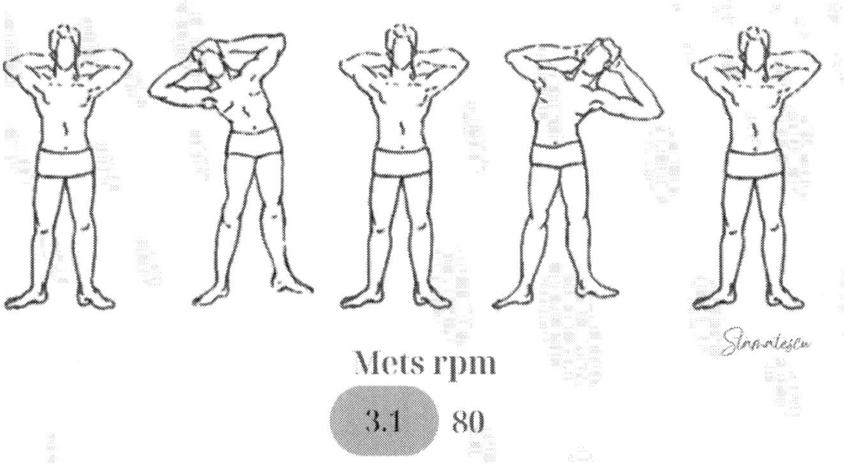

Figura N.º 8: Ejercicio calisténico de 3,1 METS

El ejercicio número 8, inicia estando de pie con las manos en la nuca, y los pies ligeramente separados. Lleva el torso hacia el lado derecho. Vuelve a la posición inicial. Ahora lleva el torso hacia el lado izquierdo. Vuelve a la posición inicial. Continúa rítmicamente hasta completar dos minutos de ejercicio (Tabla N.º 1). Controla tu frecuencia cardíaca y saturación de oxígeno con el oxímetro (si lo tienes indicado) inmediatamente después de haber terminado el ejercicio. Registra ambos valores en un cuaderno bajo la casilla "8". Descansa un minuto (Tabla N.º 1) luego de terminado el ejercicio. Si te sientes bien, puedes continuar con el ejercicio número 9.

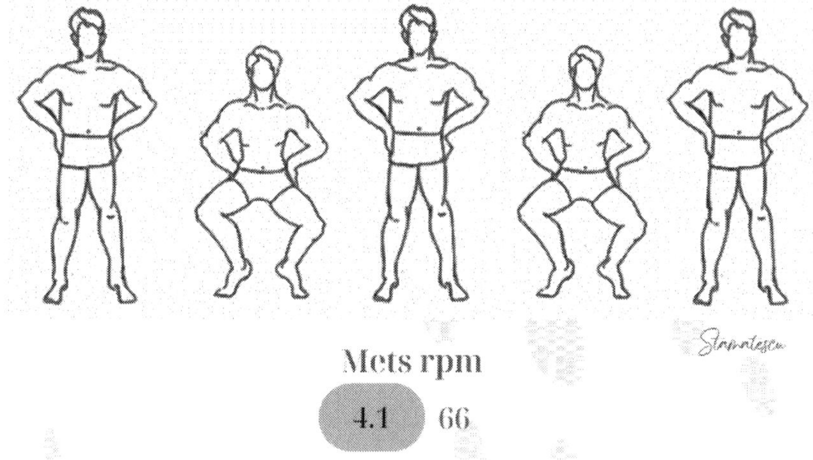

Figura N.º 9: Ejercicio calisténico de 4,1 METS

Ejercicio número 9: Estás de pie con las manos en la cintura, y los pies ligeramente separados. Flexiona ambas rodillas de modo que pierdas altura y sienta la contracción de los músculos del muslo. Vuelve a la posición inicial. Continúa rítmicamente hasta completar dos minutos de ejercicio (Tabla N.º 1). Controla tu frecuencia cardíaca y saturación de oxígeno con el oxímetro (si lo tienes indicado) inmediatamente después de haber terminado el ejercicio. Registra ambos valores en un cuaderno bajo la casilla "9". Descansa un minuto (Tabla N.º 1) luego de terminado el ejercicio. Si te sientes bien, puedes continuar con el ejercicio número 10.

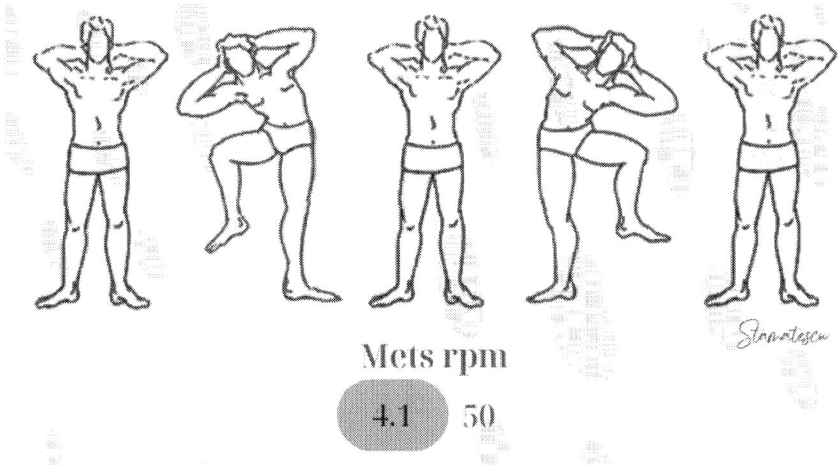

Figura N.º 10: Ejercicio calisténico de 4,1 METS

Ejercicio número 10. De pie con las manos en la nuca, y los pies ligeramente separados. Levanta tu rodilla derecha y lleva tu codo derecho hacia esa rodilla. Vuelve a la posición inicial. Ahora levanta tu rodilla izquierda y lleva tu codo izquierdo hacia esa rodilla. Vuelve a la posición inicial. Continúa rítmicamente hasta completar dos minutos de ejercicio (Tabla N.º 1). Controla tu frecuencia cardíaca y saturación de oxígeno con el oxímetro (si lo tienes indicado) inmediatamente después de haber terminado el ejercicio. Registra ambos valores en un cuaderno bajo la casilla "10". Ya completaste la serie calisténica de diez ejercicios. (Ve las figuras N.º 11 y 12). Descansa 5 a 10 minutos antes de realizar cualquier otra actividad física.

Después de seis semanas, te habrás convertido en un(a) experto(a) en la calistenia. **Si realizas 10 de estos ejercicios tres veces por semana, tendrás 90 del mínimo de 150 minutos recomendados** por las sociedades científicas que promocionan la actividad física como parte de una rutina saludable. Las calistenias son una estrategia poderosa para desarrollar todo tu potencial como Súper Viviente. Si tu tolerancia a las calistenias aumentan, puedes realizar ejercicios calisténicos de mayor intensidad, como los que encuentras en las figuras N° 13 y 14.

¿Y ES RECOMENDABLE EL BAILE?

Por supuesto que sí. El baile, como ya sabes, es una secuencia de movimientos guiados por el ritmo de la música. Es un ejercicio dinámico, que requiere de la participación de muchos grupos de músculos, por lo que es uno de los mejores ejercicios aeróbicos que existen. Su asociación con la música, sobre todo con aquellos ritmos que a ti más te agraden, **hace que el baile sea una estrategia de entrenamiento que deberías conocer y practicar habitualmente.**

El baile es por lo general, un tipo de **ejercicio interválico**. Es decir, se realiza de manera continua por un período de tiempo y luego se descansa por otro período, de igual forma que la calistenia.

Es un ejercicio aeróbico. Puede ser utilizado para completar los 150 a 300 minutos de ejercicio aeróbico que todo súper viviente realiza cada semana. Pero no solamente es importante como un ejercicio cardiovascular, sino como un ejercicio que mejora la coordinación, el equilibrio y la agilidad. Es uno de los ejercicios que más te puedo recomendar.

¿CÓMO DEBO BAILAR?

Mucho se ha escrito sobre el baile como arte, diversión o expresión cultural. Ahora bien, lo que quiero presentarte a continuación es el baile como ejercicio, por lo que los aspectos que trataré tienen que ver directamente con esta forma de entender o apreciar al baile.

PREPARATIVOS ANTES DEL BAILE:

- Asegura en tu **agenda un tiempo** que esté disponible única y exclusivamente para hacer ejercicio (en este caso, bailar).

- **No necesitas una pareja** para que el baile se convierta en un ejercicio físico. Una pareja puede ayudar como soporte social, pero no es estrictamente necesaria.

- Como es lógico suponer, debes tener algún tipo de **reproductor musical**. Puede ser algo muy sofisticado, pero podría perfectamente ser una radio.

- Si puedes, prepara unas **siete canciones** que sean bailables. Procura que las canciones sean de tu gusto, es decir, cuya música sea de tu agrado. La idea es que disfrutes del baile.

- En la mayoría de los casos, las canciones duran entre 3 y 4 minutos. Si le pones 1 minuto de descanso entre canción y canción, **puedes completar entre 27 y 33 minutos de tiempo de ejercicio**, de forma que, si lo

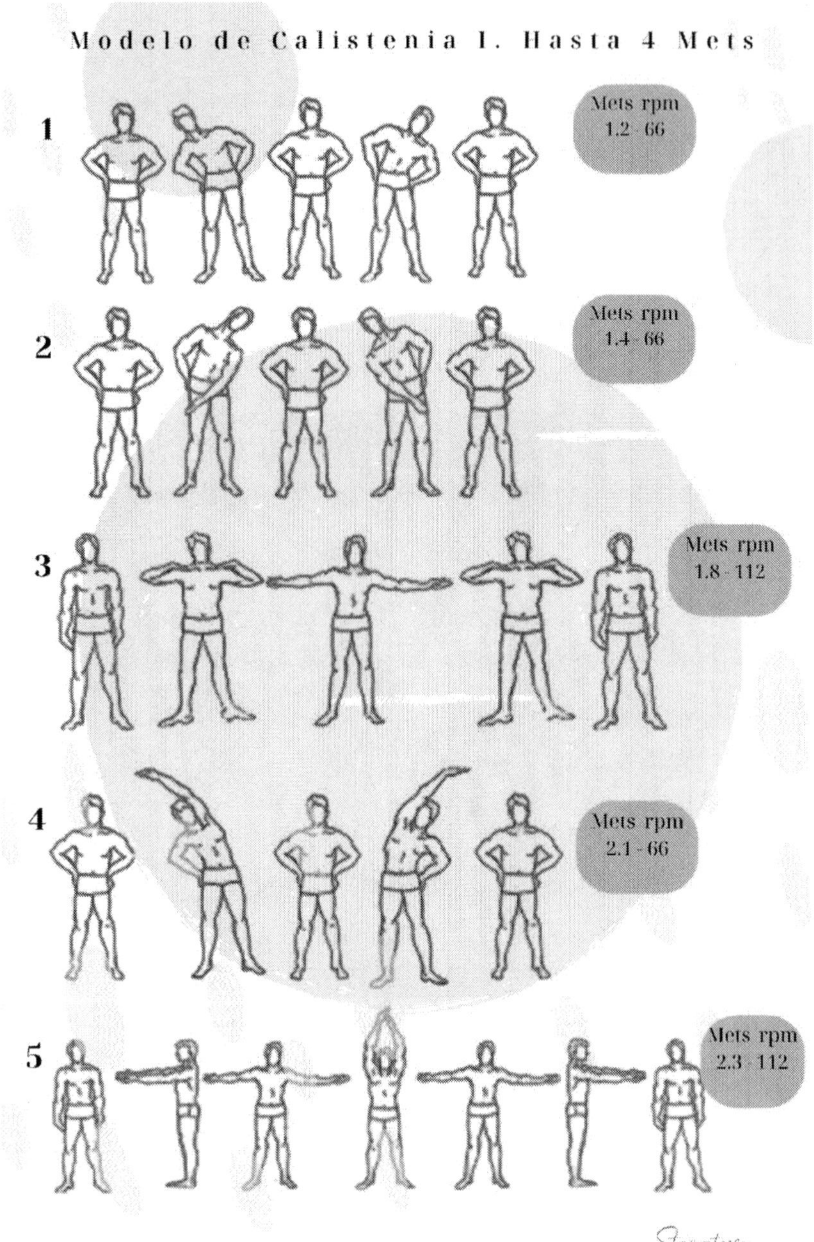

Figura N.º 11: Calistenia de baja intensidad (tipo I).

Ejercicios 1 al 5.

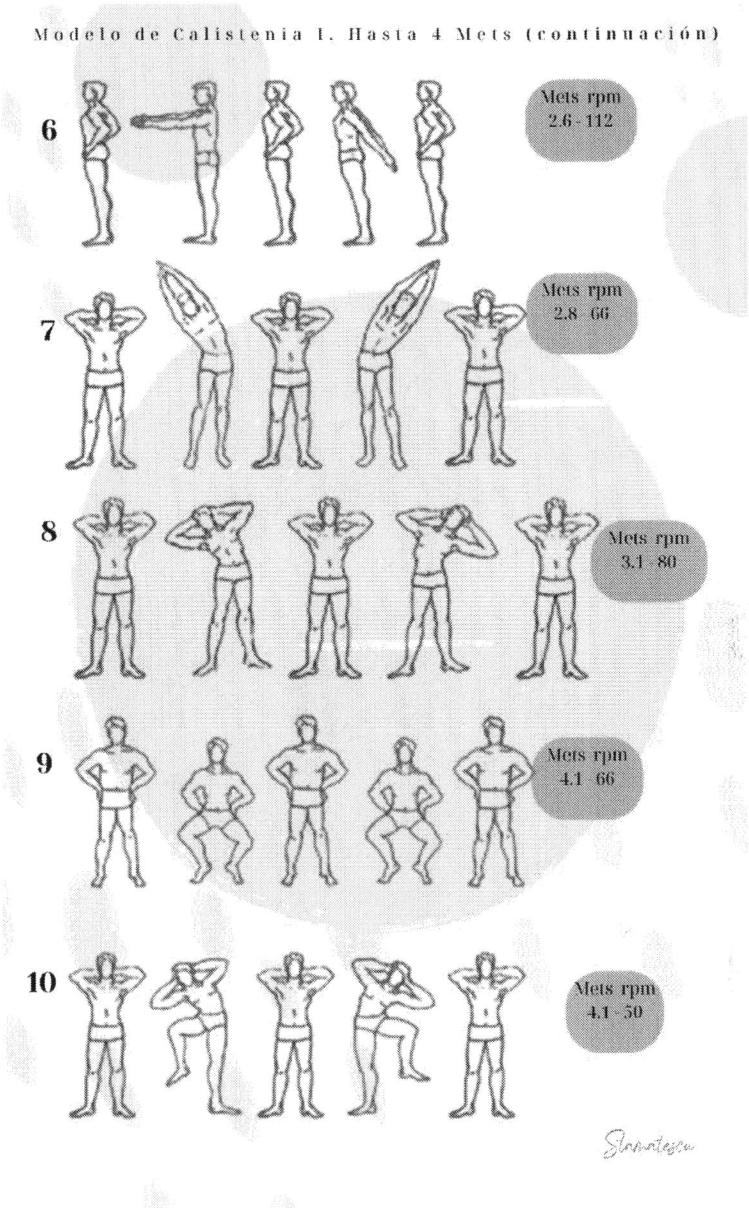

Figura N.º 12: Calistenia de baja intensidad (tipo I).

Ejercicios 6 al 10.

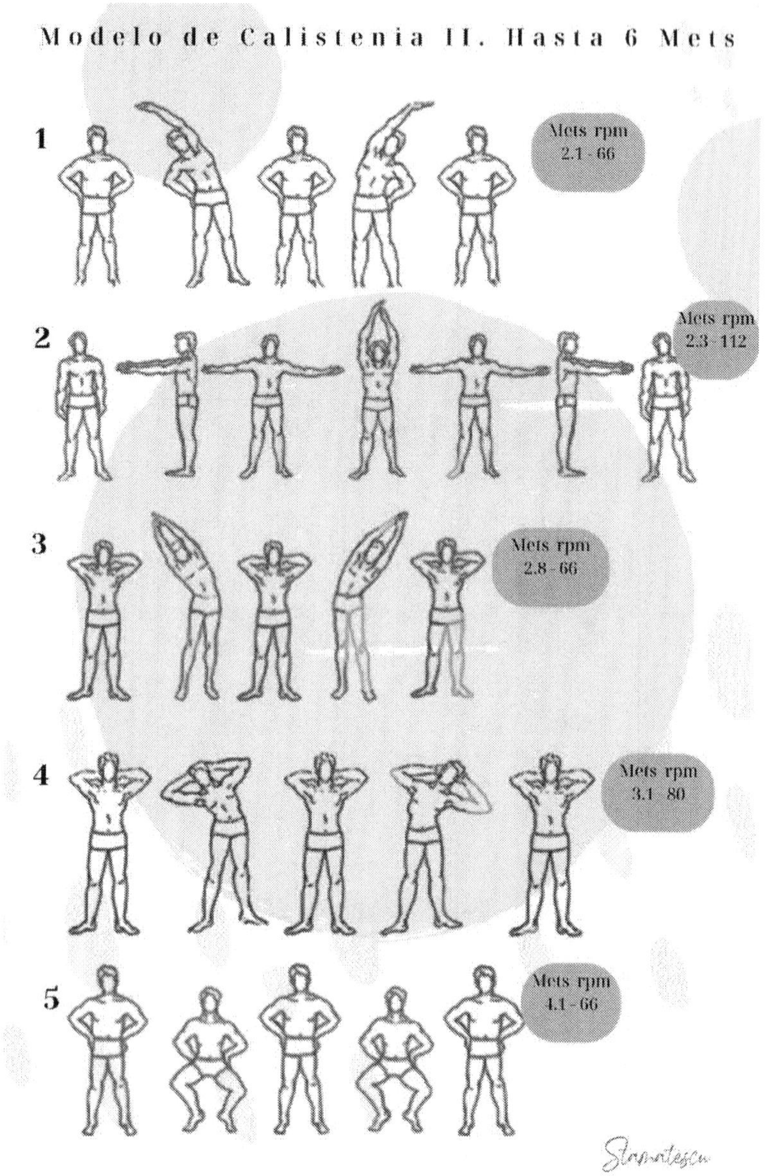

Figura N.º 13: Calistenia de moderada intensidad (tipo II). Ejercicios 1 al 5

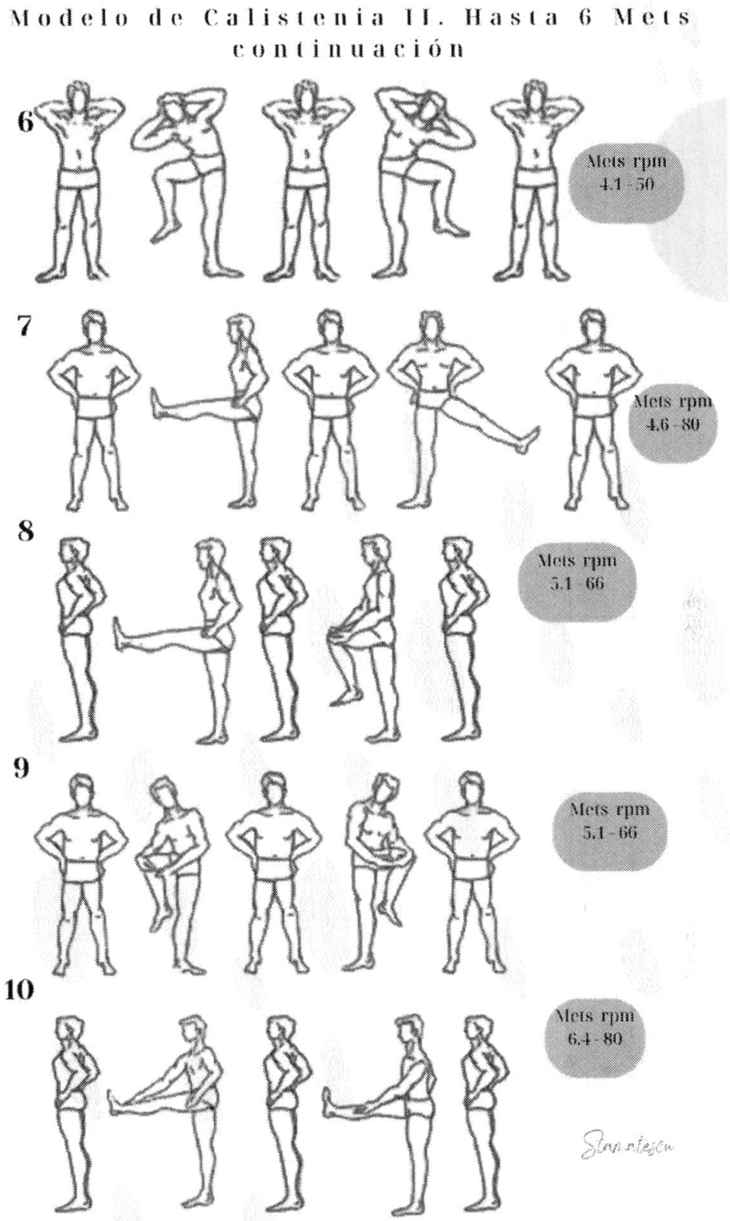

Figura N.º 14. Calistenia de moderada intensidad (tipo II). Ejercicios 6 al 10.

haces 5 veces por semana, llegarás aproximadamente al mínimo de 150 minutos de ejercicio que se recomienda hacer cada semana.

- De ser posible, clasifica las canciones.

¿CÓMO CLASIFICO LAS CANCIONES?

Y aquí es donde es importante que aprendas a medir la frecuencia del ritmo de cada canción. Esto te va a resultar útil para programar apropiadamente tu sesión de baile. Y es lo que intentaré explicarte a continuación.

¿Recuerdas el metrónomo que te mencioné al comienzo de este capítulo? Ahora lo vas a usar para identificar la "frecuencia" de la canción. Para ello, te hablaré un poco sobre este tema.

Cada canción es un fenómeno rítmico. Tiene su propio ritmo. Para que algo tenga ritmo, debe pasar más de una vez, y ocurrir regularmente, es decir presentarse con un período de tiempo fijo. Tal ritmo lo puedes reconocer e incluso acompañar. Es por eso por lo que, en el caso de algunas canciones, puedes acompañar el ritmo aplaudiendo (batiendo las palmas), o golpeando el talón del pie contra el piso. Estás siguiendo el ritmo dominante de la canción. Para encontrar la "frecuencia" de la canción, primero debes encontrar y seguir su ritmo.

Intentaré darte un ejemplo, a pesar de que no cuento por aquí con recursos audiovisuales para ilustrar el mismo.

Una canción muy conocida en el mundo hispano es **"Macarena"**. La letra del coro de la canción dice así:

Dale a tu cuerpo alegría Macarena

Que tu cuerpo es pa' darle alegría y cosa buena

Dale a tu cuerpo alegría, Macarena

¡Heeeeey, Macarena! ¡Aaahee!

Esa es la letra. Pero la canción tiene un ritmo, que enfatiza ciertas sílabas que ocurren en el momento en el que la percusión acompaña a la letra, y voy a resaltar los golpes de voz que acompañan y definen el ritmo de la canción. Recuerda la canción, o si no la conoces, busca en Spotify, Google o Bing la canción y escucha el coro. Vas a oír algo así:

Dale a tu **cuer**po ale**gría** Maca**re**na

Que tu **cuer**po es pa' **darle** aleg**ría** y cosa **buena**

Dale a tu **cuer**po ale**gría**, Maca**re**na

¡**He**eee**ey**, Maca**re**na! ¡**Aaahee**!

Esos golpes de voz que acompañan a la canción, y que deliberadamente coloqué con las letras en negrillas, determinan **el ritmo dominante de la canción**. Tu perfectamente podrías batir tus palmas en el momento en el que se producen los golpes de voz, dar un golpe con el zapato contra el piso, o incluso hacer la famosa coreografía de los brazos y las caderas que diseñaron para la canción.

Ese es el ritmo. Y lo importante de definir el ritmo dominante, es que cada golpe de voz (o golpe de la percusión) da pie a que la persona que baila cambie de posición, es decir ejecute un movimiento.

Si ya eres capaz de batir las palmas para acompañar una canción, puedes determinar con un metrónomo **cuál es la frecuencia de la canción**. Las frecuencias de las canciones tienen mucha relación con el tipo de ritmo musical que ellas representan (Mira la figura N.° 15).

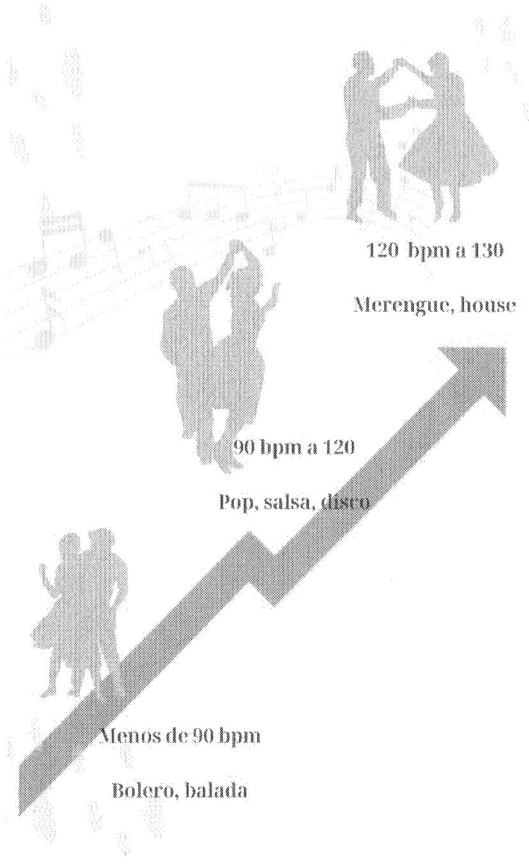

Figura N.° 15: Tipos de música de acuerdo con su frecuencia rítmica

¿CÓMO UTILIZO EL METRÓNOMO PARA DETERMINAR LA FRECUENCIA DE UNA CANCIÓN?

En la sección de calistenia, ya te expliqué qué es y para qué sirve un metrónomo. Puedes descargar uno como aplicación de su teléfono inteligente, o buscar uno sin descargar en Google o Bing, solo con escribir la palabra "metrónomo". A continuación, sigue los siguientes pasos:

- Coloca el metrónomo en una frecuencia de 100 bpm. Asegúrate de que el mismo emita un sonido que puedas percibir.

- Ahora reproduce en cualquier dispositivo la canción cuya frecuencia quieres determinar, como podría ser en el ejemplo anterior, "Macarena".

- Intenta hacer que el ritmo del metrónomo coincida con el ritmo de la canción. Para ello, aumenta o disminuye la frecuencia que marca el metrónomo. Pasa, por ejemplo, de 100 a 101, 102…

- Cuando el ritmo coincida… ¡Perfecto! ¡Has encontrado la frecuencia de la canción!

¿DE QUÉ OTRA MANERA PUEDO DETERMINAR LA FRECUENCIA DE UNA CANCIÓN?

Mucha gente dice que todo se consigue en Google, y más o menos es así. Si prefieres, en vez de calcular la frecuencia de la canción, puedes buscar directamente en una Base de Datos gratuita, como por ejemplo una que se llama BPM

Database.com. (https://www.bpmdatabase.com/). En ella, simplemente colocas el nombre de la canción o su intérprete, y obtendrás la información de cuál es la frecuencia de la canción. En el caso de la canción "Macarena", la base de datos te informa que su frecuencia es de 103 bpm. El único y principal inconveniente de esta manera de obtener la frecuencia de la canción es que en la mayoría de estas bases de datos las canciones son principalmente éxitos de la cartelera anglosajona, por lo que no hay tanta información sobre canciones latinoamericanas.

Base de datos BPMDatabase.com

Otra forma de encontrar la frecuencia de la canción es similar a la que se usa para que te tomes la frecuencia cardíaca mediante la toma del pulso arterial (Si se te olvidó, revisa el capítulo N.º 4 en la parte de frecuencia cardíaca). La forma sería la siguiente:

- Preparar un cronómetro digital (puede ser el de tu teléfono inteligente). Ponerlo en cero.

- Reproduce en cualquier dispositivo la canción cuya frecuencia quieres descubrir.

- Comienza a golpear con un dedo una mesa, o golpear con el pie el piso al ritmo predominante de la canción (Recuerda coincidir con la percusión o con los golpes de voz del intérprete).

- Cuando ya hayas ubicado el ritmo predominante de la canción, activa tu cronómetro a partir de un golpe musical cualquiera. Comienza a contar a partir del próximo golpe musical pulso (1, 2, 3, 4…) hasta llegar a diez golpes.

- En el momento en el que llegues al golpe número 10, detén el cronómetro. Observa el número que obtuviste en la medición.

- Ahora habilita tu calculadora (puede ser la de tu teléfono inteligente) y procede a dividir 600 (es la constante para determinar la frecuencia de golpes en un minuto) entre el número de segundos con los milisegundos que midió tu cronómetro. (Ejemplo: 600 entre 5,04 = 119,04 = 120 golpes por minuto). El resultado que obtengas es el ritmo predominante de la canción que evaluaste.

YA SÉ CÓMO CLASIFICAR LAS CANCIONES, ¿Y AHORA QUÉ HAGO?

Si ya tienes identificadas las canciones y clasificadas, deberías ordenar las que seleccionaste con base en la frecuencia del ritmo de cada una de ellas. Te pondré una lista que pueda servir de ejemplo:

Número (orden)	Nombre de la canción	Intérprete	Frecuencia del ritmo	Duración de la canción
1	Vivo Feliz	Tito Rojas	**98**	4:11
2	Dancing Queen	ABBA	**100**	4:03
3	Macarena	Los del Río	**103**	4:13
4	Stayin' Alive	Bee Gees	**103**	4:45
5	Jam	Michael Jackson	**120**	4:10
6	Latinos	Proyecto uno	**127**	4:20
7	Avispas	Juan Luis Guerra	**130**	3:18

Tabla N.º 2: Ejemplo de lista de 7 canciones ordenadas según la frecuencia del ritmo. Fíjate en el orden creciente (de menor a mayor)

Te sugiero que **escojas las canciones de acuerdo con tu gusto** y las coloques **en orden de más lentas a más rápidas**, para que, de esa manera puedas detenerte si alguna se te hace muy difícil o agotadora. Así podrás saber si lo mejor para ti es seguir con música más lenta, o ya puedes incorporar ritmos más rápidos, o si, de hecho, no tienes ninguna restricción para bailar.

Por supuesto, la serie de movimientos que puedes hacer es muy importante. Hay movimientos muy básicos en el baile, y hay secuencias coreográficas muy complejas. Puedes inspirarte observando a directores de sesiones de bailes grupales. Lo relevante es que seas capaz de acoplar esos movimientos al ritmo de la música. La mayoría de los movimientos deberías hacerlo con los pies y las piernas, y si quieres exigirte más, puedes incorporar los brazos. Lo más importante es que **si llegas a cansarte, descansa**. No tiene sentido que te esfuerces más allá de los límites que te pone tu propio cuerpo.

Durante el baile, si sientes cansancio o alguna molestia de las descritas en el capítulo 4 o en el 11, procede de acuerdo con lo indicado. Recuerda no hacer ejercicio si te sientes mal.

Te invito a revisar qué hacer con los ejercicios de fuerza. Esto en el próximo capítulo.

P.D: Ya te lo escribí muchas veces. Si estás enfermo, acude primero al médico. Es un paso impostergable.

RECURSOS COMPLEMENTARIOS/REFERENCIAS:

1- Saldaña DA, Garavito MA, Bello D, Jiménez G, Mahecha B, Parada S, López MJ. Beneficios de la Danzaterapia en el cuidadeo del paciente con falla cardíaca. *Rev Mex Enf Cardiol* 2021; 29(1):17-23.

2- Te dejo aquí un video sobre la calistenia y el baile, en el canal de YouTube de Súper viviente de corazón:

CAPÍTULO 8: ¿CÓMO HAGO EJERCICIOS DE FUERZA?

"La fuerza no viene de la capacidad física, viene de una voluntad indomable"

M. Gandhi

En el capítulo 6, te comenté un poco sobre el entrenamiento de fuerza, en el apartado dedicado a este tipo de entrenamiento. En este capítulo le dedicaré un poco más de espacio a este aspecto tan importante en la rutina de salud del Súper Viviente.

Durante mucho tiempo los ejercicios de fuerza no se tomaron en cuenta en los programas de rehabilitación cardíaca. Actualmente, se consideran como una pieza fundamental en la recuperación funcional y en la optimación de la calidad de vida de las personas con enfermedad cardíaca.

Algunos de los beneficios que se le atribuyen al entrenamiento de fuerza:

- **Aumento de la fuerza muscular**. Es algo que parece muy obvio, pero que para algunos no lo es. Y buena parte de la fatiga que presentan las personas sedentarias con o sin problemas cardiovasculares, tienen relación con la falta de fuerza muscular.

- **Aumento de la tolerancia al ejercicio**. Muy en relación con el punto anterior.

- **Mejor desempeño en las actividades de la vida cotidiana**. Buena parte de las actividades de tu vida, tienen que ver con pararse, sentarse, subir escaleras, empujar, jalar o cargar. Y todas esas actividades requieren de músculos fuertes.

- **Mejoría en la vida sexual**. Ha sido muy estudiada la relación entre la fuerza y el disfrute de la actividad sexual.

- **Disminución de algunos factores relacionados con el riesgo cardiovascular**. Sobre todo, con la hipertensión arterial, colesterol y azúcar en sangre.

También presenta algunas desventajas:

- La intensidad del ejercicio no se puede medir con la frecuencia cardíaca. **Cuando haces entrenamiento de fuerza, tu corazón no late mucho más rápidamente, sino que lo hace con más fuerza**. Y la fuerza del bombeo no se mide con la frecuencia cardíaca, sino con la tensión arterial.

- **El ejercicio de fuerza puede producir un aumento muy grande de la tensión arterial**. Precisamente, por lo mencionado en el punto anterior.

- Requiere de cierta capacitación técnica. No es como caminar. **Debes saber un poco sobre músculos,**

movimientos y precauciones.

- **Puede producir arritmias en ciertas personas.** Sobre todo, si aguantas el aire mientras realizas los movimientos.

¿CÓMO DEBO COMENZAR?

- Lo primero que debes saber es si tu médico o tu fisioterapeuta cardiovascular te ha indicado este tipo de entrenamiento.

- Si no lo ha hecho, consulta con tu médico o fisioterapeuta cardiovascular para ver si ya puedes comenzar, o debes esperar todavía.

¿CUÁNDO DEBERÍA COMENZAR?

Antes de comenzar a hacer ejercicio de fuerza, deberías estar en condiciones de hacer ejercicio aeróbico/dinámico sin demasiadas limitaciones: Si presentas síntomas caminando menos de diez minutos a velocidad de paseo en un sendero plano, quizás todavía no sea tiempo de iniciar el entrenamiento de fuerza.

Si has sido operado(a) del corazón, o te han hecho una angioplastia (STENT) deberías pedir la autorización del cardiólogo o de tu fisioterapeuta cardiovascular antes de ponerte a hacer ejercicio de fuerza.

¿CÓMO PLANIFICO MI ENTRENAMIENTO?

Para lograr el éxito en este tipo de entrenamiento, es conveniente que planifiques lo que vas a hacer. Para ello, deberías:

1) Identificar los ejercicios indicados
2) Verificar los equipos disponibles
3) Calcular la dosis adecuada de ejercicio
4) Agendar las sesiones

PRIMER PASO: **Identificar los ejercicios indicados**

- El entrenamiento de fuerza se diferencia del aeróbico porque generalmente los ejercicios están dirigidos a distintos grupos de músculos en específico. Es decir: hay ejercicios para los brazos, para las piernas, etc. Incluso, los ejercicios para los brazos se pueden dividir en ejercicios para los hombros, para los codos, etc. Hay muchos tipos de ejercicios, y tu fisioterapeuta cardiovascular puede indicarte cuáles son los ejercicios más adecuados para ti de acuerdo con tus necesidades específicas. No dudes en consultar con él/ella.

A continuación, te presentaré algunos ejemplos de ejercicios que tienen utilidad funcional para la mayoría de los pacientes en rehabilitación cardíaca.

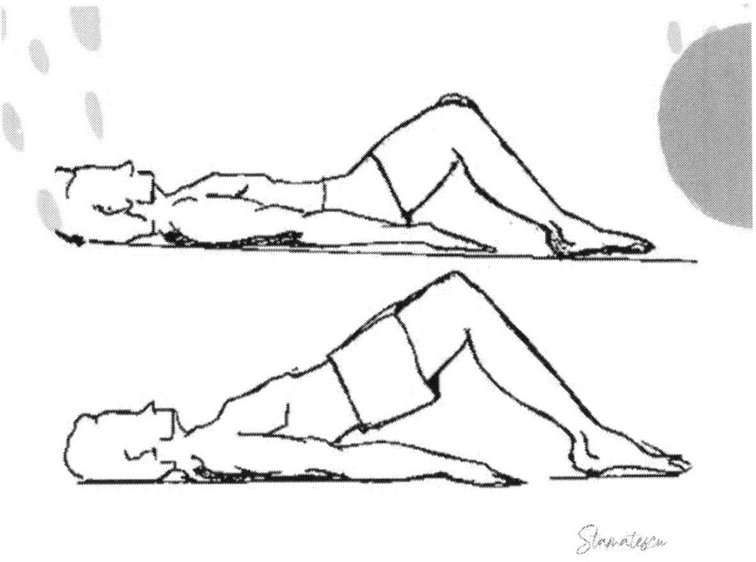

Figura N.º 1: Elevación de pelvis desde el suelo. Sirve para fortalecer los músculos que extienden la cadera y los extensores de la rodilla.

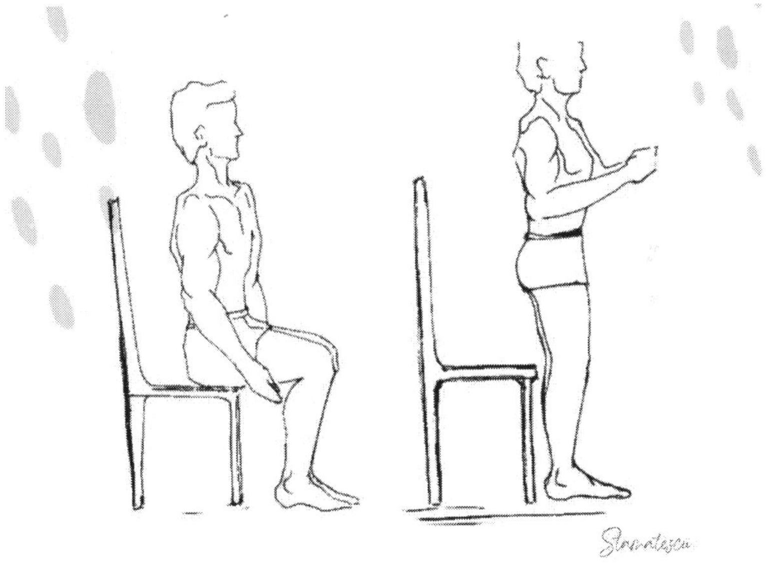

Figura N.º 2: Pararse y sentarse desde una silla. Sirve para fortalecer los músculos que extienden la cadera y las rodillas.

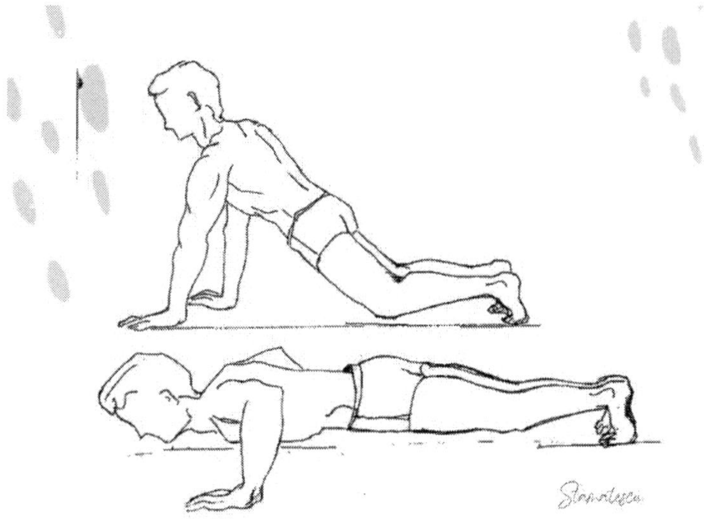

Figura N.º 3: Extensión y flexión de los codos. Sirve para fortalecer los músculos del hombro y de los codos. Nota: Si has sido operado del corazón debes consultar con su fisioterapeuta o cirujano cardiovascular antes de iniciar este tipo de ejercicio.

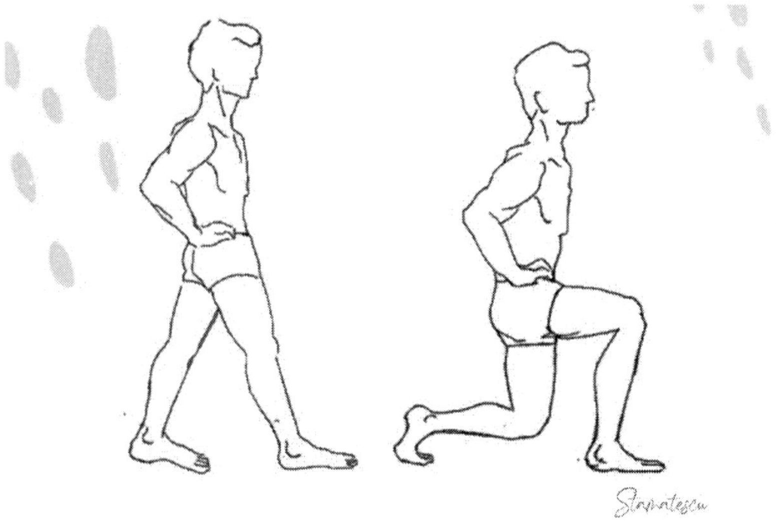

Figura N.º 4: Estocada. Sirve para fortalecer los músculos de cadera y rodillas

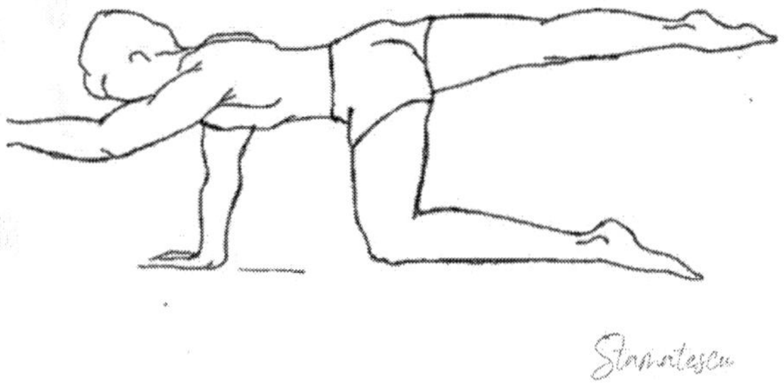

Figura N.º 5: Ejercicios para los extensores de la columna vertebral. Sirve para fortalecer los músculos que extienden la cadera y la columna vertebral

SEGUNDO PASO: **Verificar los equipos disponibles**

- Una de las posibles limitaciones de los ejercicios de fuerza es que dependen de equipos que puedan proporcionar resistencia al movimiento de las diversas partes de tu cuerpo. Por ejemplo: mancuernas, pesas, bandas elásticas, etc.

- Chequea con cuál cuentas y la magnitud del peso o resistencia de cada equipo.

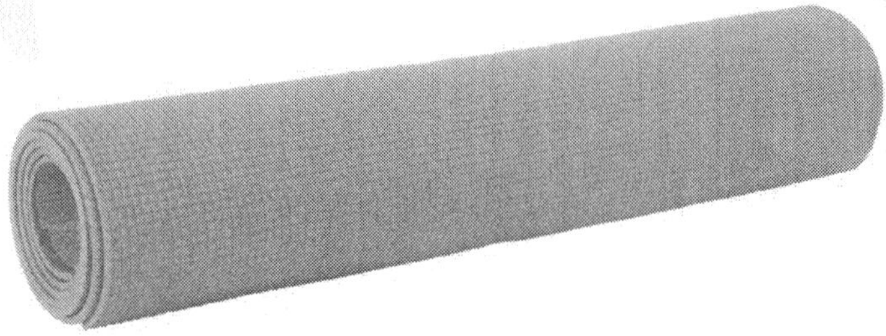

Figura N.º 6: Mat o esterilla para ejercitar

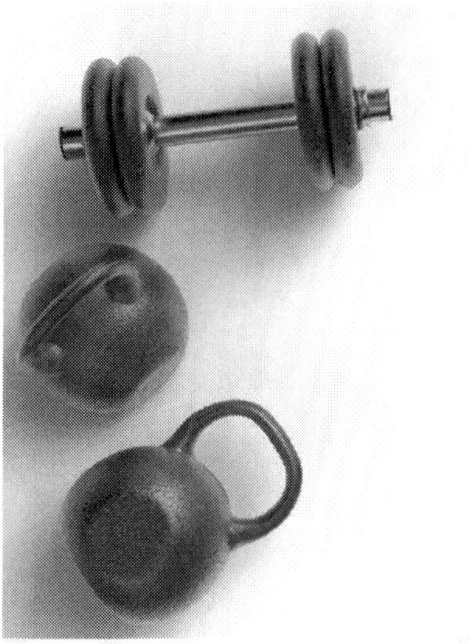

Figura N.º 7: Mancuernas o pesas libres

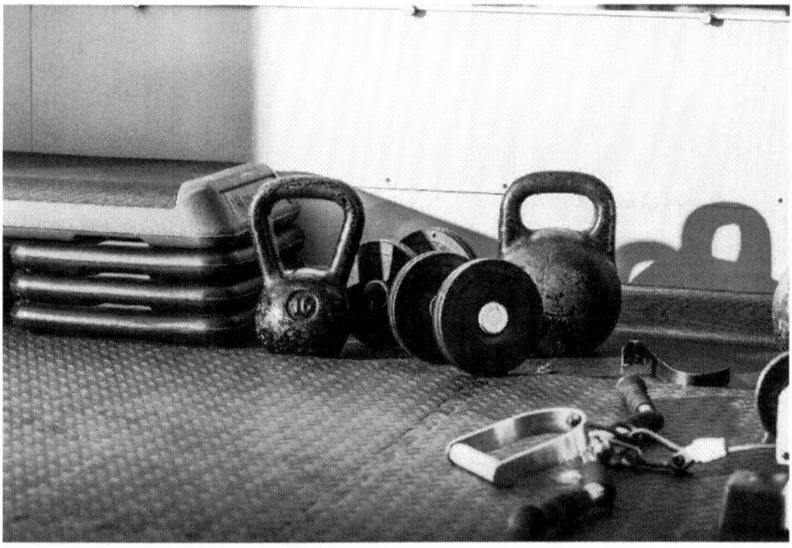

Figura N.º 8: Pesas rusas

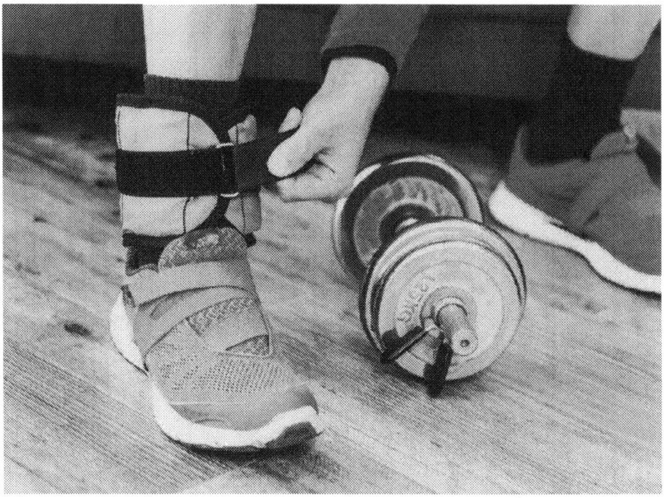

Figura N.º 9: Pesas tobilleras

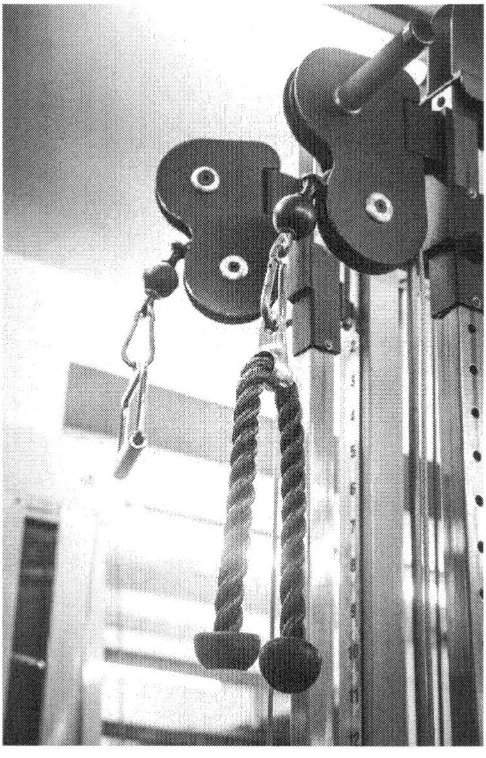

Figura N.º 10: Multifuerza

TERCER PASO: **Calcular la dosis adecuada para ti.**

- Tu fisioterapeuta podrá estimar cuál es la dosis que te conviene. También tú puedes calcularla, lo que te facilitaría hacer una progresión en el futuro y ajustar el peso que vas a desplazar.

- Una forma muy práctica de calcular la resistencia es mediante el uso de la escala modificada de percepción del esfuerzo.

- Mientras te ejercitas, deberías hacer 10 a 15 repeticiones con una percepción entre 11 y 13 en la escala de Borg (puedes hallarla en el capítulo 3).

- Si tienes más de dos semanas haciendo entrenamiento de fuerza y en alguno de los ejercicios superas las 15 repeticiones con una percepción menor a 13 en la escala de percepción del esfuerzo, puedes aumentar el peso de resistencia. Hazlo hasta un nivel en el que puedas alcanzar las 10 repeticiones con una percepción del esfuerzo entre 11 y 13 en la escala de Borg.

CUARTO PASO: **Agendar las sesiones**

- En el caso del entrenamiento de fuerza, no es necesario entrenar tres a cinco veces por semana. Mucho menos, hacerlo todos los días. Ejercitar dos veces por semana parece ser lo suficiente.

¿QUÉ CUIDADOS PARTICULARES DEBO TENER MIENTRAS HAGO EJERCICIO DE FUERZA?

- Si llegas a tener alguno de los síntomas que te indico en el capítulo 11, deberás suspender la sesión de ejercicio.

- Puedes tomarte la tensión justo al terminar la sesión de ejercicio, aunque sería ideal tomarla durante el ejercicio, ya que la tensión baja muy rápidamente al detener el esfuerzo (y tomarla durante el esfuerzo es sumamente complicado, así que no deberías preocuparte mucho por hacerlo).

- Evita aguantar la respiración mientras te ejercitas. A muchos atletas le recomiendan aguantar el aire para proteger su columna vertebral, pero no es lo indicado para personas con cardiopatías.

- En cambio, podrías intentar sincronizar la respiración de la siguiente manera: Bota el aire en la primera parte del ejercicio (cuando levantas la carga) y toma aire en la segunda parte del ejercicio (mientras regresas a la posición inicial).

Una vez revisados estos aspectos tan importantes en relación con la fuerza muscular, en el próximo capítulo podrás observar que un Súper Viviente también se ocupa de su flexibilidad y equilibrio.

P.D: Creo que no te molestaré más con este tema. Ya sabes que si estás enfermo(a) o con síntomas, lo primero que debes hacer es ir al médico.

LECTURAS COMPLEMENTARIAS/REFERENCIAS:

1- Paluch AE, Boyer WR, Franklin BA, Laddu D, Lobelo F, et al: Resistance Exercise Training in Individuals With and Without Cardiovascular Disease: 2023 Update: A Scientific Statement from the American Heart Association. *Circulation.* 2023; 148: e1-e15. Esta lectura está en inglés, pero es una de las referencias más importantes en cuanto a entrenamiento de fuerza y salud del corazón. Por eso te la dejo aquí:

2- Y por aquí te dejo también el video de Súper viviente de corazón en YouTube, sobre el entrenamiento de fuerza:

CAPÍTULO 9: ¿Y MI FLEXIBILIDAD Y EQUILIBRIO?

"La flexibilidad es la juventud"

Diamond Dallas Page

Tu forma física no solamente depende de tu capacidad aeróbica. Ya te he comentado lo importante que es hacer entrenamiento de fuerza. También tu cuerpo necesita un considerable grado de flexibilidad y balance. De eso quiero hablarte en este capítulo.

¿QUÉ SON LOS EJERCICIOS DE FLEXIBILIDAD? ¿PARA QUÉ SIRVEN?

Se tratan de ejercicios **cuyo propósito es mantener o mejorar el recorrido de movimiento de una parte del cuerpo.**

Son ejercicios más bien estáticos, y como no requieren ni mucho movimiento ni muchas repeticiones, **no tienen un impacto significativo sobre el sistema cardiovascular.**

Algunos estudios recientes apuntan a que dichos ejercicios mejoran la elasticidad de algunas arterias, pero esto no está totalmente confirmado.

Se pueden hacer antes, después o independientemente de los ejercicios aeróbicos o de fuerza. Sin embargo, no cuentan para completar los 150 a 300 minutos de ejercicio aeróbico que se recomienda hacer cada semana.

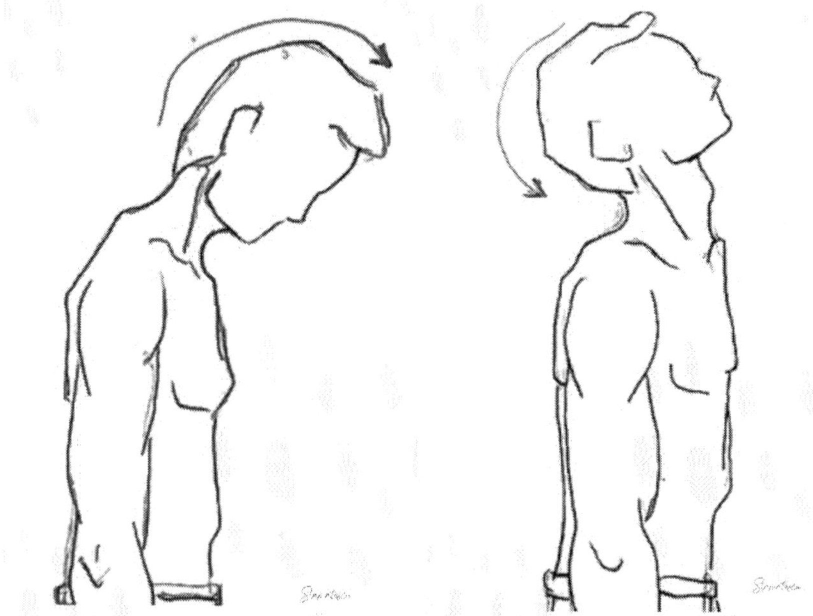

Figura N.º 1: Estiramientos del cuello

A. Mirando hacia el frente, lleva la cabeza hacia delante, de manera que tu mandíbula se acerque hacia tu pecho. Mantén esta posición de 15 a 20 segundos.

B. Desde la posición anterior, lleva tu cabeza hacia atrás, tratando de mirar hacia el techo. Mantén esta posición de 15 a 20 segundos.

C. Repite cada posición 3 veces.

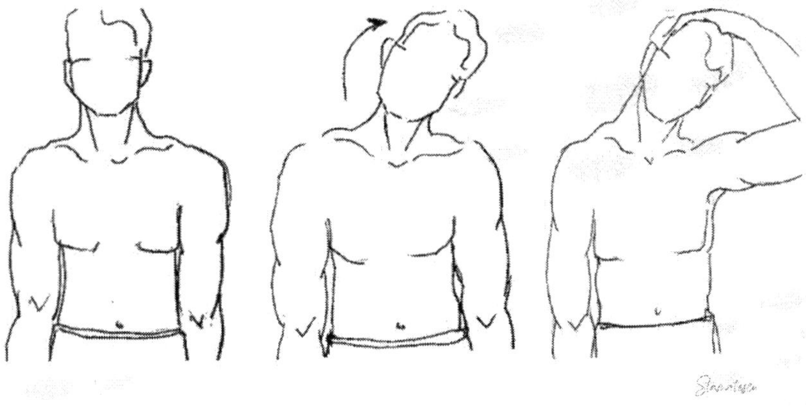

Figura N.º 2: Estiramientos de los lados del cuello

A. Fija tu mirada hacia el frente.

B. Inclina tu cabeza hacia el lado izquierdo, siempre mirando al frente.

C. Coloca tu mano izquierda sobre tu sien derecha (justo por encima de la oreja derecha) y lleva suavemente la oreja izquierda hacia el hombro izquierdo. Sostén esta última posición por 15 a 20 segundos.

D. Repite el proceso con el lado derecho.

E. Haz tres repeticiones de cada lado.

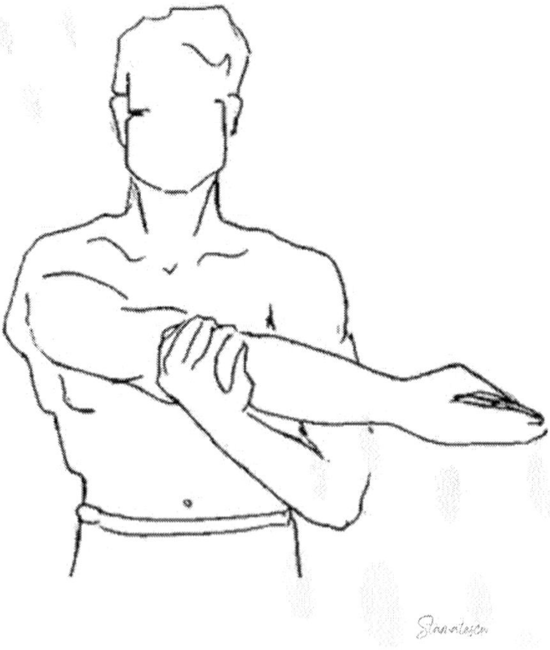

Figura N.º 3: Estiramientos de la parte de atrás del hombro.

A. Mirando hacia el frente, estira el brazo derecho y atraviéselo frente al pecho, tal como muestra la imagen.

B. Sujeta el codo derecho con la mano izquierda, y aplica un poco de presión para producir tensión en el hombro derecho.

C. Sostén la posición de 15 a 20 segundos

D. Repite con el brazo izquierdo.

E. Haz tres repeticiones de cada lado.

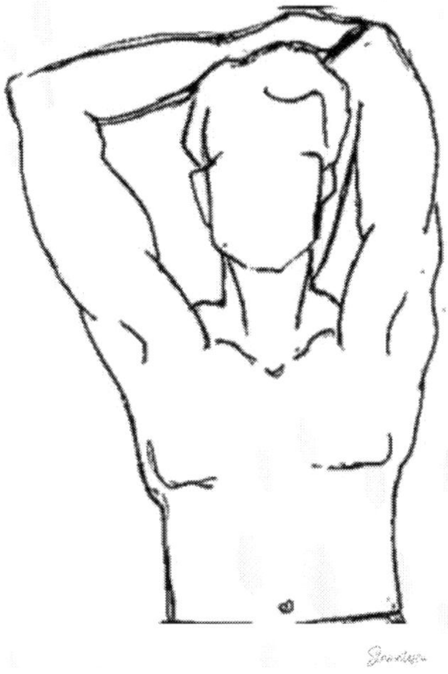

Figura N.º 4: Estiramientos de la parte de adentro del hombro

A. Mirando al frente, pon la mano izquierda en tu espalda, tal como se ve en la imagen.

B. Con tu mano derecha, sujeta el codo izquierdo y trata de llevarlo a apuntar hacia arriba.

C. Sostén la posición de 15 a 20 segundos

D. Repite con el brazo izquierdo.

E. Haz tres repeticiones de cada lado.

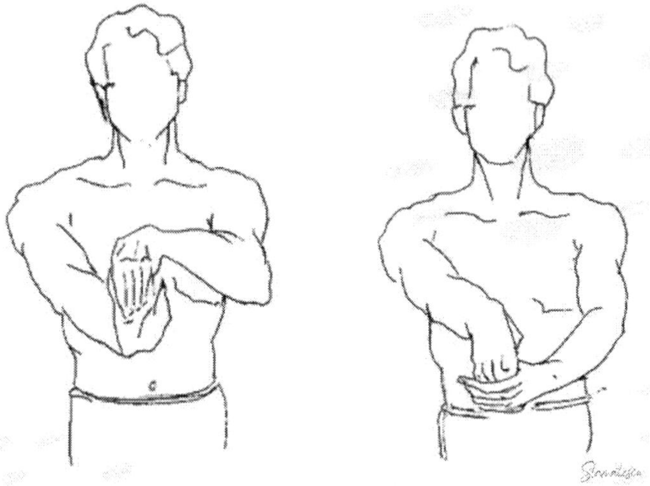

Figura N.º 5: Estiramientos de la muñeca.

A. Mirando hacia el frente, estira el brazo derecho en una posición perpendicular a tu cuerpo, como luce en la imagen. Extiende la muñeca de modo que la palma de la mano apunte hacia delante (como cuando le indicas "alto" a una persona). Hala suavemente los dedos de la mano derecha hacia tu propio cuerpo hasta que sientas una tensión en el antebrazo. Mantén esta posición de 15 a 20 segundos. Repite con el otro brazo, y haz tres repeticiones de cada lado.

B. Mirando hacia el frente, estira el brazo derecho en una posición perpendicular a tu cuerpo, como luce en la imagen. Flexiona la muñeca de modo que la palma de la mano apunte hacia ti. Hala suavemente los dedos de la mano derecha hacia tu propio cuerpo hasta que sientas una tensión en el antebrazo. Mantén esta posición de 15 a 20 segundos. Repite con el otro brazo, y haz tres repeticiones de cada lado.

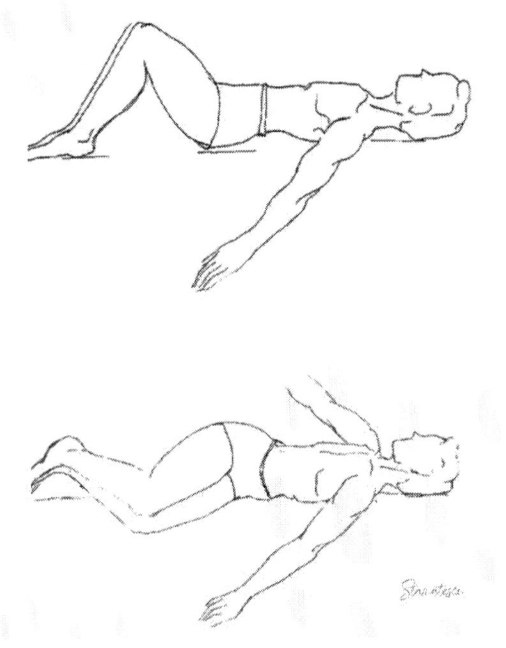

Figura N.º 6: Estiramientos de la parte lateral de la espalda y abdomen.

A. Acostado(a) sobre el suelo, un mat, o una colchoneta, flexiona las rodillas de modo que los pies queden apoyados en la superficie. Estira ambos brazos y sepáralos del cuerpo.

B. Mueve ambas rodillas hacia la izquierda, tal como lo demuestra la imagen. Mantén la espalda pegada a la superficie en la que estás acostado(a). Mantén esta posición de 15 a 20 segundos. Repite hacia el otro lado, y haz tres repeticiones de cada lado.

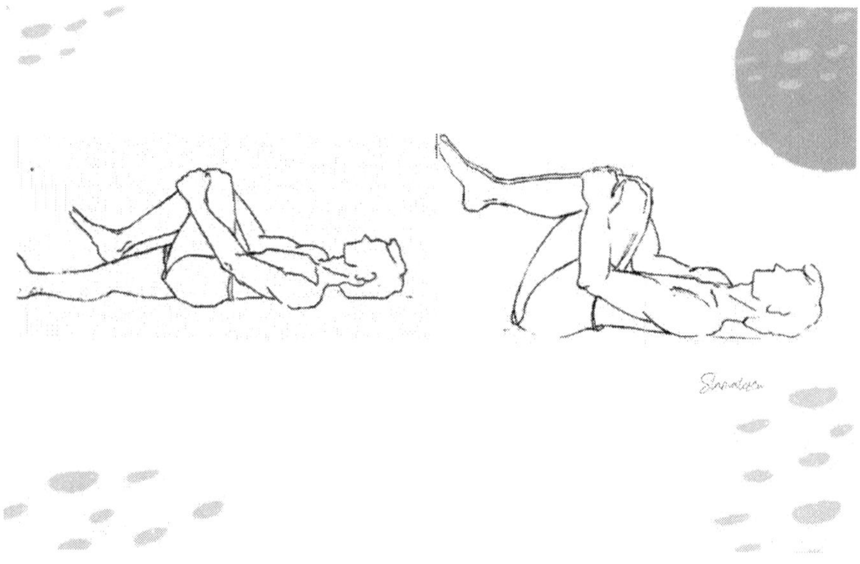

Figura N.º 7: Estiramiento de la parte baja de la espalda.

A. Acostado(a) sobre el suelo, un mat, o una colchoneta, flexiona una rodilla y abrázala de modo que la misma entre en contacto con tu pecho. El pie de la pierna contraria debe permanecer en contacto con la superficie de apoyo. Evita aguantar la respiración mientras mantengas la posición. Mantén esta posición de 15 a 20 segundos. Repite con la otra pierna, y haz tres repeticiones de cada lado.

B. Acostado(a) sobre el suelo, un mat, o una colchoneta, flexiona ambas rodillas de modo que las dos entren en contacto con tu pecho. Evita aguantar la respiración mientras mantienes la posición. Mantén esta posición de 15 a 20 segundos. Repite tres veces.

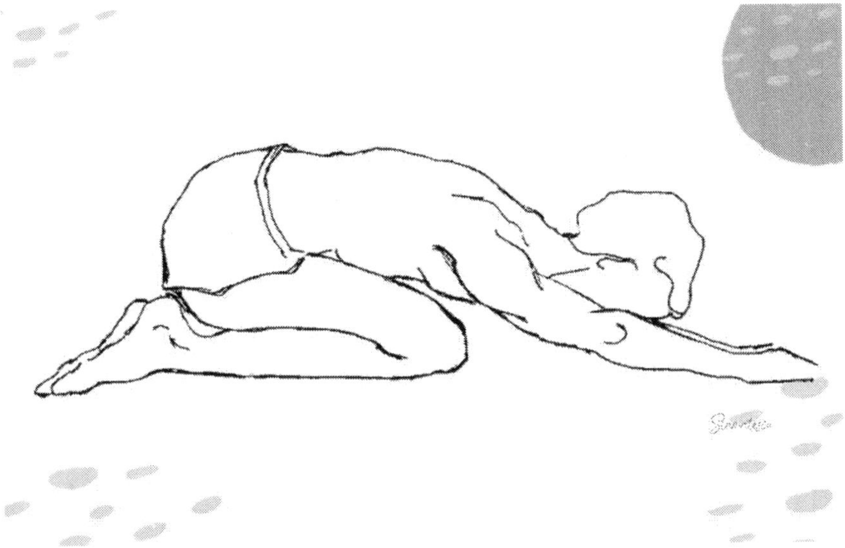

Figura N.º 8: Estiramiento de la espalda.

Arrodíllate sobre el suelo, un mat, o una colchoneta, y siéntate sobre tus tobillos. Inclínate hacia delante y lleva los brazos estirados hacia el frente, tal como muestra la imagen. Evita aguantar la respiración mientras mantengas la posición. Si te cuesta respirar, evita este ejercicio. Mantén esta posición de 15 a 20 segundos. Repite tres veces.

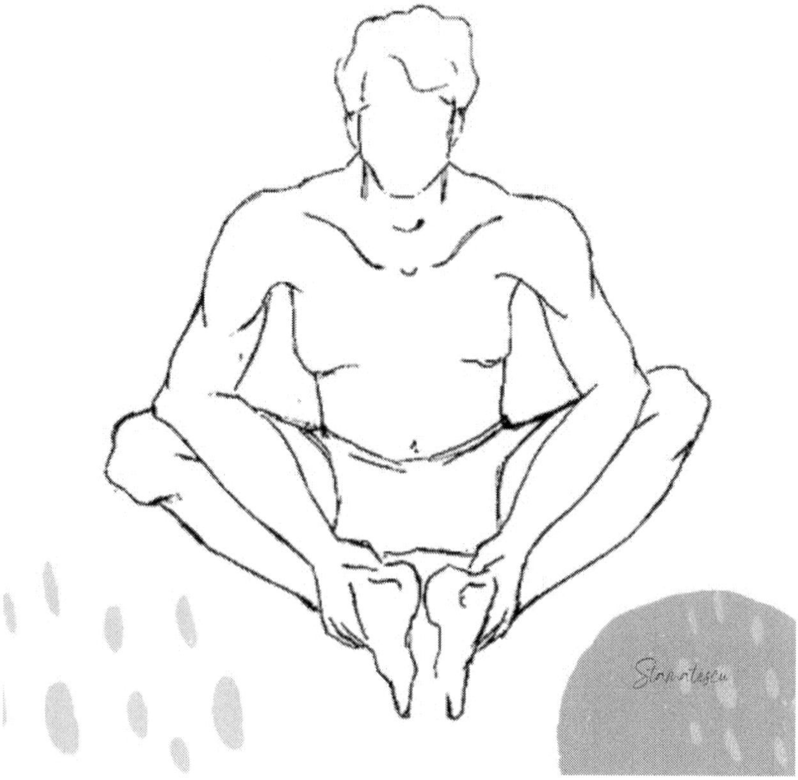

Figura N.º 9: Estiramiento de las caderas

Siéntate sobre el suelo, un mat o una colchoneta. Junta ambos pies o las suelas de tus zapatos una con la otra. Intenta bajar las rodillas hacia la superficie en la que estás sentado(a). Inclina tu cuerpo un poco hacia delante. Mantén esta posición de 15 a 20 segundos. Repite tres veces.

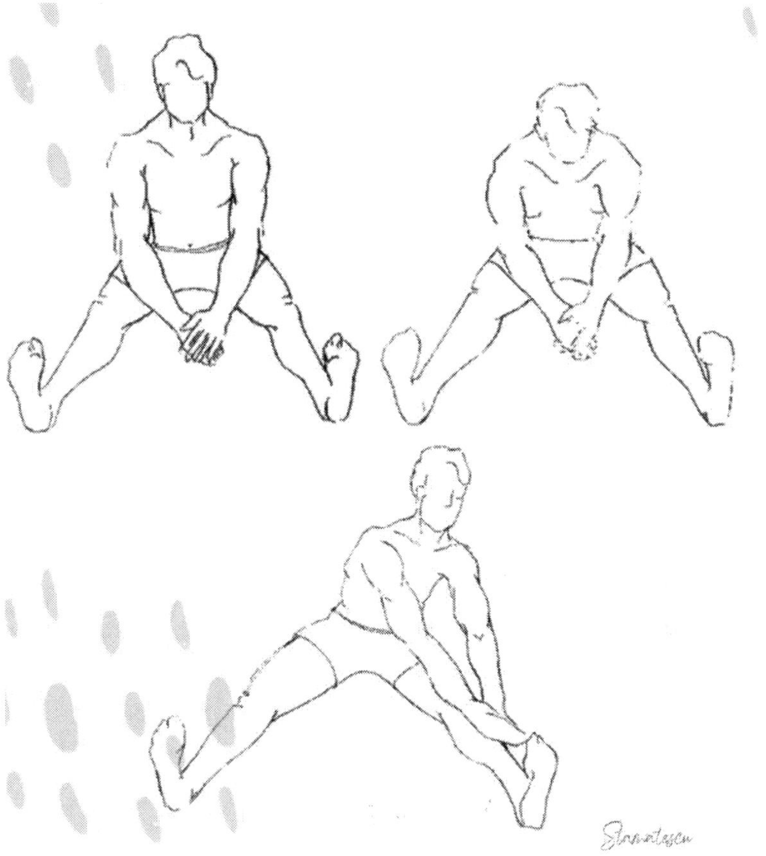

Figura N.º 10: Estiramiento de la parte de atrás de los muslos.

Siéntate sobre el suelo, un mat, o una colchoneta, estira ambas piernas y sepáralas. Inclínate al frente y lleva los brazos estirados en esa dirección, sin doblar las rodillas, tal como muestra la imagen. Evita aguantar la respiración mientras mantengas la posición. Mantén esta posición de 15 a 20 segundos. Regresa a la posición original y ahora dirige tus manos hacia uno de los pies, y sostén. Luego al otro pie, y sostén. Repite el ciclo tres veces.

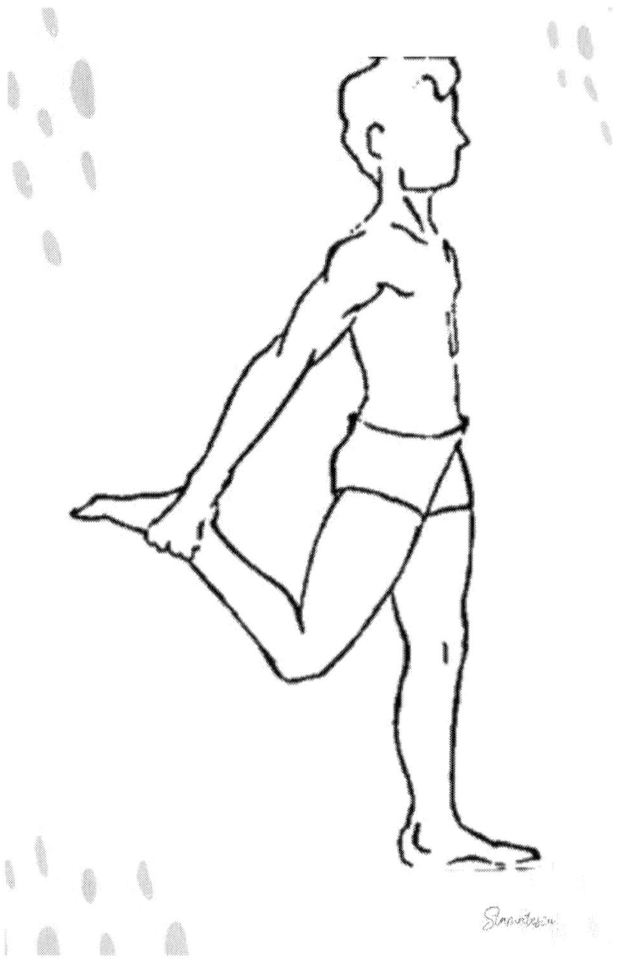

Figura N.º 11: Estiramiento de la parte de adelante del muslo.

Ponte de pie. Si es necesario, apóyate en una pared o un mueble. Dobla la rodilla derecha, y sujeta el tobillo derecho con una de tus manos (puede ser la izquierda o la derecha). Lleva la pierna un poco hacia atrás, para sentir la tensión en la parte delantera del muslo derecho. Mantén esta posición de 15 a 20 segundos. Repite con la otra pierna, y haz tres repeticiones por cada lado.

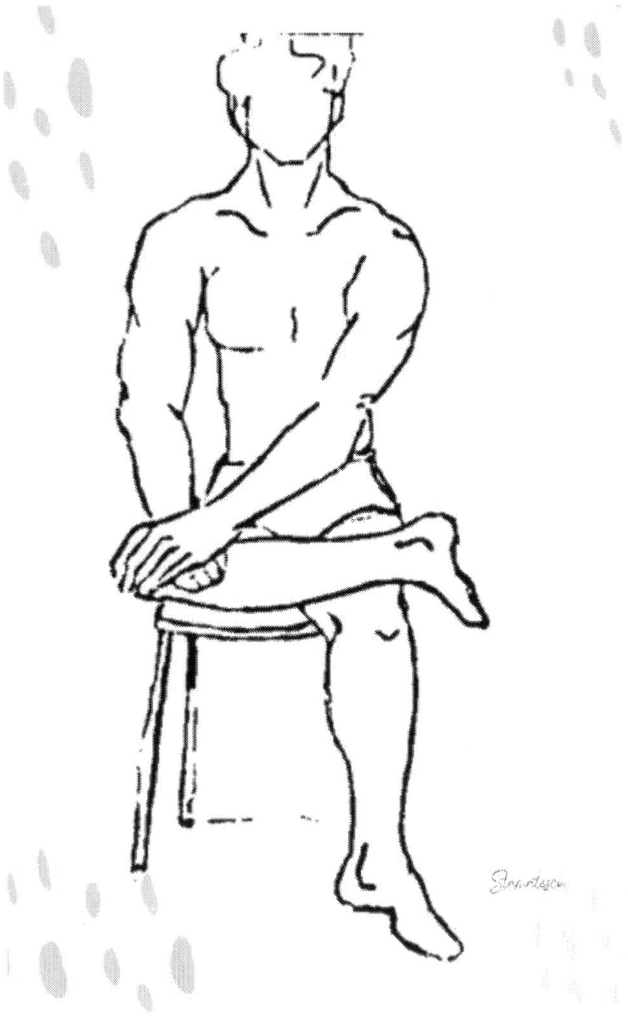

Figura N.º 12: Estiramiento de los rotadores del muslo

Siéntate en una silla sin apoyabrazos. Dobla la rodilla derecha, y apoya el tobillo derecho sobre el muslo izquierdo, tal como se observa en la imagen. Con tus dos manos, presiona suavemente la rodilla hacia abajo. Mantén esta posición de 15 a 20 segundos. Repite con la otra pierna, y haz tres repeticiones por cada lado.

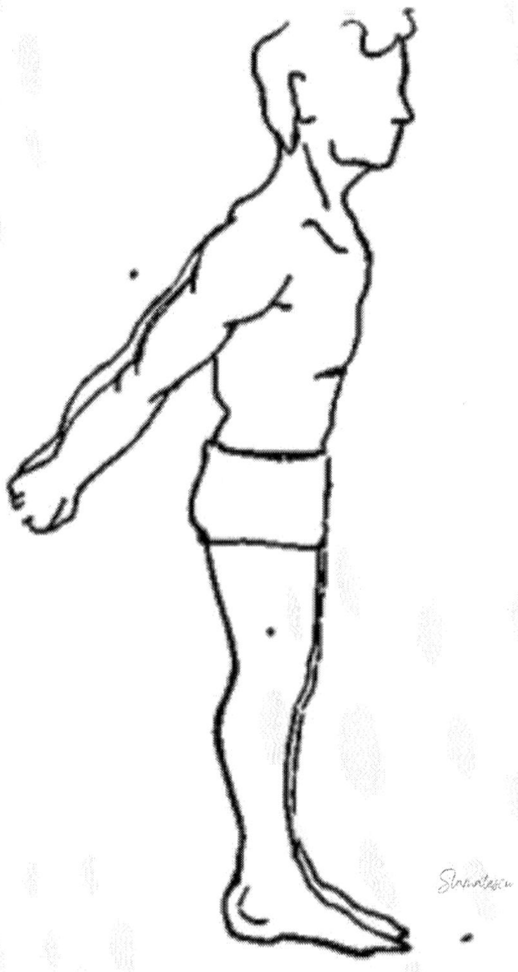

Figura N.º 13: Estiramiento de la parte de delante de los hombros.

Puesto de pie, estira tus brazos detrás de tu espalda. Junta tus manos y estira tus codos. Levanta un poco tus manos detrás de la espalda. Mantén esta posición de 15 a 20 segundos. Repite tres veces.

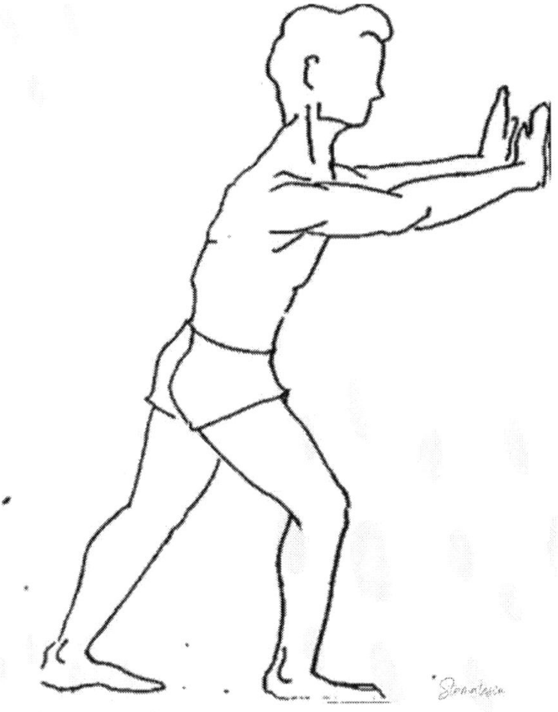

Figura N.º 14: Estiramiento de las pantorrillas

Ponte de pie frente a una pared, a una distancia de aproximadamente 70 - 90 cm desde la punta de tus pies. Inclina tu cuerpo hacia la pared y apoya tus manos sobre ella, de manera que tenga ambos codos totalmente estirados. Lleva la pierna izquierda hacia atrás, con la rodilla estirada y con el talón apoyado en el suelo. Proyecta tu pelvis o caderas hacia delante, hasta sentir tensión en la pantorrilla izquierda. Mantén esta posición de 15 a 20 segundos. Repite con la otra pierna, y haz tres repeticiones por cada lado.

¿QUÉ SON LOS EJERCICIOS DE BALANCE Y EQUILIBRIO?

Son un conjunto de actividades cuyo propósito es mantener o mejorar el equilibrio del cuerpo. Son ejercicios más bien estáticos, y como no requieren ni mucho movimiento ni muchas repeticiones, no tienen un importante impacto sobre el sistema cardiovascular.

Dichos ejercicios tienen por propósito disminuir el riesgo de caída que tienen las personas al alcanzar o superar los 60 años. Son ejercicios independientes de los ejercicios aeróbicos o de fuerza. Sin embargo, **no cuentan para completar los 150 a 300 minutos de ejercicio aeróbico que se recomiendan hacer cada semana**.

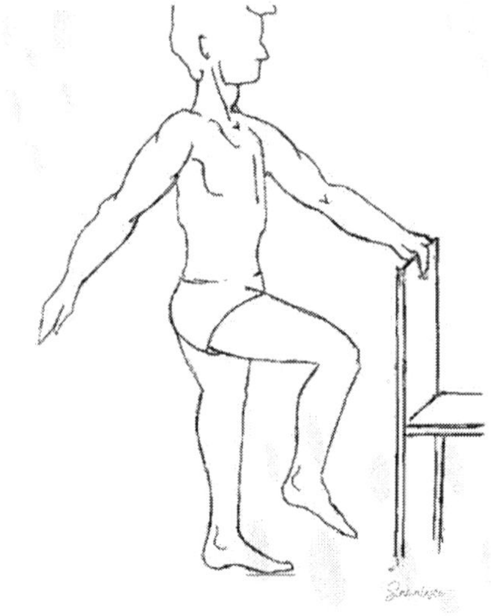

Figura N.º 15: Equilibrio con flexión de rodilla y apoyo en silla

Colócate detrás de una **silla estable y sólida** (que no sea una con ruedas), y sujétate a la parte posterior de la misma.

Levanta el pie derecho y mantén esa posición todo el tiempo que puedas, luego cambia de pie. El objetivo debe ser pararte en un pie sin aferrarse a la silla y mantener esa postura hasta un minuto.

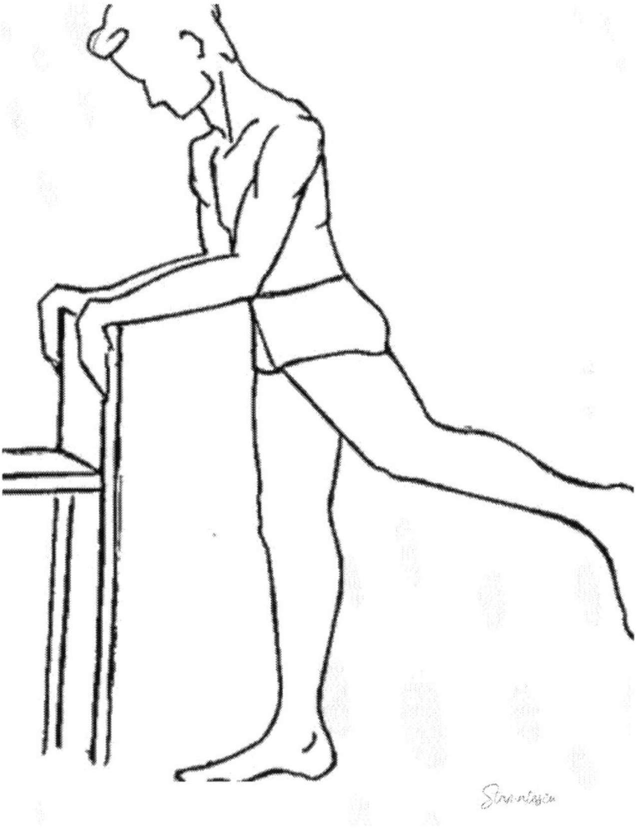

Figura N.º 16: Equilibrio con extensión de pierna y apoyo en silla

Párate detrás de una silla. Levanta lentamente la pierna derecha hacia atrás: no dobles las rodillas. Mantén esa posición durante un segundo y vuelve a bajar la pierna. Repite esto de diez a 15 veces por pierna.

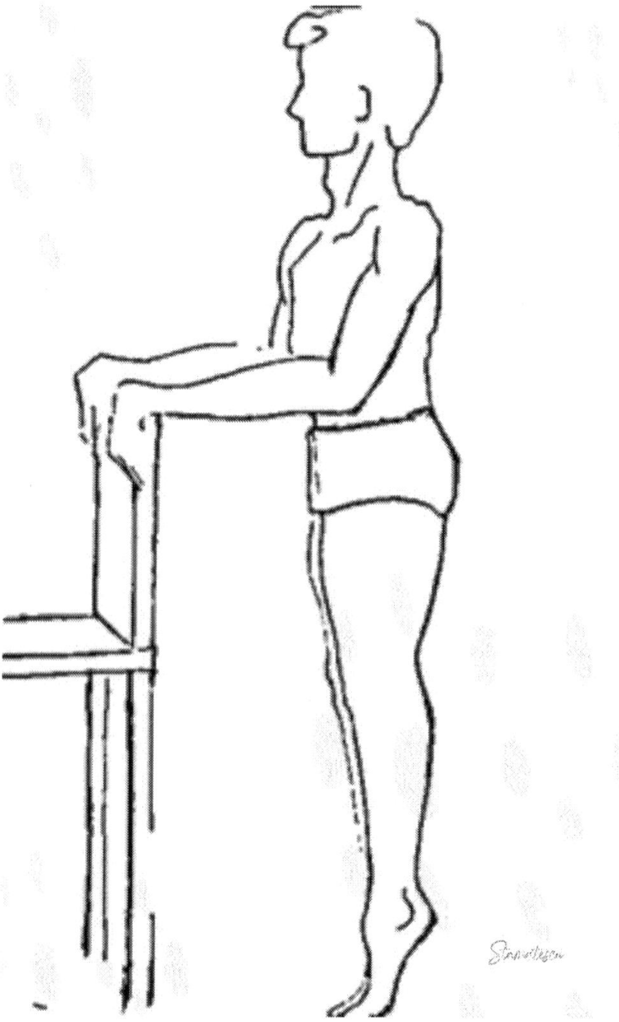

Figura N.º 17: Equilibrio en punta de pies con apoyo en silla.

Párate derecho y pon los brazos sobre el espaldar de la silla. Levántate sobre los dedos de los pies lo más alto que puedas, luego baja suavemente. No inclines el cuerpo demasiado hacia delante en la silla. Sube y baja 20 veces.

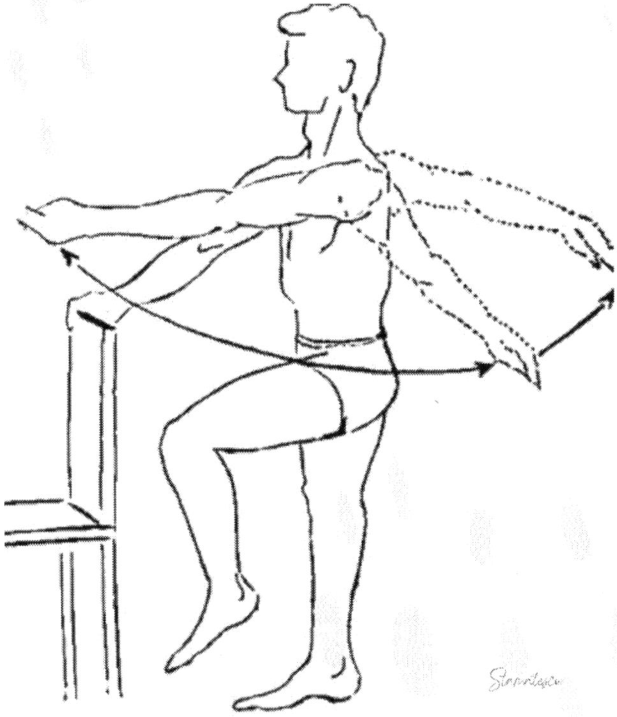

Figura N.º 18: Equilibrio con rotación del torso y apoyo en silla.

Imagínate que estás parado(a) en el centro de un reloj. El número 12 está directamente frente a ti y el número 6 está justo detrás de ti. Sostén la silla con la mano izquierda. Levanta la pierna derecha y extiende el brazo derecho para que apuntes al número 12. A continuación, apunta el brazo hacia el número tres, y finalmente, apunta detrás de ti al número 6. Trae tu brazo de vuelta al número tres, y luego al número 12. Mira hacia el frente todo el tiempo. Repite este ejercicio dos veces por lado.

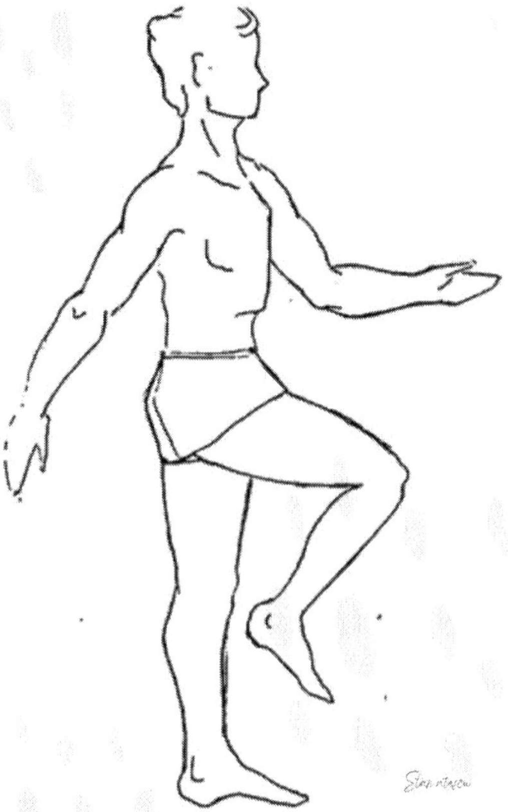

Figura N.º 19: Equilibrio con marcha militar.

Párate derecho cerca de una pared. Levanta la rodilla derecha lo más alto que puedas durante uno o dos segundos. Bájala, luego levanta la rodilla izquierda. Levanta y baja las piernas 20 veces. Trata de no apoyarte, sino en caso de poder perder el equilibrio.

Estos son algunos ejercicios, que te pueden servir como referencia. Existen muchos otros que están disponibles en internet.

P.D: Ya sabes que si estás enfermo(a) o con síntomas, lo primero que debes hacer es ir al médico.

LECTURAS COMPLEMENTARIAS/REFERENCIAS:

1- Y por aquí te comparto el video de Súper viviente de corazón en YouTube, sobre la flexibilidad y el equilibrio:

CAPÍTULO 10: ¿CÓMO ME MANTENGO ACTIVO DE POR VIDA?

"He decidido ser feliz porque es bueno para mi salud"

Voltaire

Tú puedes convertirte en un Súper Viviente. Pero eso no es suficiente. **No basta "convertirse", sino también es necesario seguir siendo un "Súper Viviente" durante toda la vida**. A este tipo de actitud persistente, los profesionales de la salud le llaman "**adherencia**", y este término se refiere al grado en que una persona cumple con las recomendaciones dictadas por un profesional sanitario. La adherencia no es un aspecto puntual, sino que debe ser mantenida en el tiempo, que es un aspecto de la adherencia al que se le denomina "**persistencia**". Lo que quiero decir es que no es suficiente que una persona cumpla con un tratamiento por un día, sino que lo haga por todo el tiempo que el facultativo se lo ha indicado. Como pudiste darte cuenta si leíste el capítulo dedicado a las medicinas de mi primer libro: "El método del Súper viviente", puede ser que requieras un tratamiento farmacológico para toda la vida. Y esto no es cualquier cosa. La persistencia requiere disciplina, y la disciplina no es un valor promovido y alentado por la sociedad occidental actual.

En este sentido, si es difícil tomar las medicinas al pie de la letra (por ejemplo: se te olvida tomar una pastilla a la hora señalada), es más difícil aún hacer una dieta saludable o un plan de ejercicio físico ¡de por vida! Por ello, quiero dedicar esta sección al delicado tema que se ha convertido en el principal reto de los programas de rehabilitación cardíaca: el aspecto de la adherencia al plan de actividad física/ejercicio.

Según las estadísticas que obtuvimos en la Unidad de Rehabilitación Cardíaca del Hospital Universitario de Caracas, solamente 1 de cada 4 pacientes que acudían al programa de entrenamiento seguían siendo físicamente activos luego de seis meses de haberse dado de alta. Eso supone que **el 75 % de las personas que asistieron, conocieron y probaron un estilo de vida activo, habían vuelto a ser sedentarios a los seis meses**. La mayoría fueron supervivientes a un problema cardíaco, pero no se convirtieron en unos "Súper Vivientes". Tú no debes dejarte llevar por lo que hace, dice o piensa la mayoría sedentaria. Tú sí eres un "Súper Viviente", porque estás construyendo un cambio en tu forma de entender y disfrutar de la vida. Y para construir un cambio que sea permanente, te presentaré a continuación un modelo que intenta explicar los cambios en los hábitos de los seres humanos.

Modelo transteórico de estados del cambio (etapas)

Basado en: Prochaska y DiClemente: Modelo transteórico de etapas del cambio, 1984

– Precontemplación

- Contemplación
- Preparación
- Acción
- Mantenimiento
- Recaída
- Término

Este tipo de modelo abarca cualquier cambio substancial que quieras dar a alguna conducta habitual en tu vida. Se aplica a las personas que quieren dejar de fumar, mejorar su nutrición, o comenzar un plan de ejercicio. A continuación, voy a intentar presentarte las diferentes etapas según este modelo:

Etapa 1: Precontemplación.

No hay ninguna intención de acción en los próximos 6 meses.

Como su nombre lo indica, esta etapa ocurre antes de que una persona decida hacer un cambio significativo en su vida. En el caso específico de las personas que tienen hipertensión arterial, trastornos del colesterol en la sangre o incluso una enfermedad cardíaca, esta etapa se justifica porque la persona no sabe que tiene alguna alteración o que está enferma del corazón. Quizás tú, amable lector(a), concientizaste tu situación de salud mucho tiempo después de que en realidad esta había comenzado. Precisamente, este libro que lees está dirigido a llamar la atención a una cultura de cuidado de tu salud cardiovascular, y dicho llamado es lo que he querido llamar "el método del Súper Viviente". Al haber llegado hasta aquí en su lectura, ya has superado la etapa de la Precontemplación. **Ya sabes que debes iniciar un proceso de cambio.**

Etapa 2: Contemplación.

Se intenta pasar a la acción en los próximos seis meses.

Esta es la primera etapa donde **el cambio es el factor determinante**. Antes, la falta de conciencia, de motivación o de disciplina, hacía que la modificación de la conducta no fuera un aspecto para considerar dentro de una agenda personal. Ahora, el cambio es un aspecto que se está considerando. Se contempla, se evalúa, y se desea. Quizás, **al comprar este libro estás dando muestras de estar considerando hacer un cambio.** Y el cambio que te he propuesto a lo largo de todo este texto y del "Método del Súper viviente" ha estado dirigido hacia lo más íntimo de tu ser: tu identidad. Por ello, sé que no es fácil, considerando toda la problemática de la vida, decidir ser distinto. Sin embargo, creo que las circunstancias que actualmente te rodean harán que esta decisión sea casi imperativa. Tu salud no es tema de juego. Y, sobre todo, si eres un superviviente de una enfermedad cardíaca, tu cambio a "Súper Viviente" hará una diferencia en cuanto a tu calidad y muy probablemente a tu cantidad de vida.

Etapa 3: Preparación.

Se intenta iniciar el cambio en los próximos 30 días y se han establecido pasos conductuales para hacerlo.

Entre la etapa anterior y esta hay una diferencia crucial: la DECISIÓN. Contemplar un cambio es reflexionar sobre la conveniencia o no de dicho cambio. Preparar el cambio significa que uno ya está dispuesto a tomar una ruta diferente, con todas las implicaciones que ese cambio conlleve. Te puedo dar el ejemplo de los propósitos de Año Nuevo: después de los excesos de diciembre, la mayoría de las personas deciden comenzar enero con una dieta nueva o con un nuevo régimen de ejercicios. De hecho, muchas personas se inscriben en gimnasios y pagan uno o dos meses por adelantado. Tomaron la decisión de cambiar y están dispuestos a hacer lo necesario. Quizás te encuentras en esta situación. Tu cardiólogo te ha dicho que tienes que comenzar a cuidarte, y ahora todo depende del cómo. Posiblemente, ya sabes cómo convertirte en "Súper Viviente". **Ahora debes comenzar a hacerlo.**

Etapa 4: Acción

Se ha cambiado la conducta por menos de seis meses.

Ahora es el momento del cambio. De hecho, el cambio está pasando. Así como suena, es un cambio en "gerundio", en un presente continuo. **En el momento en el que abandonas tu silla y comienzas a moverte, el cambio ya comenzó**. En el momento en el que decides suprimir ciertos alimentos porque sabes que te hacen daño, el cambio ya comenzó. En el momento en el que comienzas a ver la vida con otros ojos, agradeciendo la oportunidad de seguir vivo en vez de lamentarte por tu condición de salud, el cambio ya comenzó. **Cualquier acción que evite el que te sigas enfermando y, por el contrario, te lleve a un lugar más excelente y saludable, es una acción propia de un "Súper Viviente".**

Los primeros días, así como las primeras semanas son cruciales. Por eso incluyo en el libro una especie de "mapa" del recorrido, a fin de que no te pierdas. Este mapa hace énfasis en la actividad física, puesto que es el cambio conductual más difícil y beneficioso dentro de la asignación de un nuevo estilo de vida que es el que caracteriza a todo(a) "Súper Viviente".

Etapa 5: Mantenimiento.

Se ha cambiado la conducta por más de seis meses.

Llegará el momento, sin que te des cuenta, de que tu tendencia natural será vivir lo más equilibrada y saludablemente posible. Te darás cuenta de que **hacer actividad física, más que una necesidad, es una bendición.** No estarás compitiendo con otros ni contigo mismo(a), sino que disfrutarás saber que, invertir tiempo y recursos en tu salud física, emocional y espiritual es el negocio más importante que puedes establecer. En esos momentos, llenar formularios y establecer planes diseñados por otros ya serán una etapa superada, y te identificarás a tí mismo(a) como un(a) Súper Viviente. De todas maneras, hay que tener cuidado con la próxima etapa.

Etapa 6: Recaída (accidental)

Se abandona temporalmente el cambio conductual.

Esta etapa no aparece descrita en la mayor parte de los textos que tratan sobre el cambio, pero es tan frecuente, que es necesario que te hable sobre ella.

La recaída se caracteriza porque la persona que está cambiando, vuelve a sus hábitos anteriores. **En ocasiones es** porque considera que el cambio no le es conveniente, o le ha traído consecuencias no deseadas, o simplemente es muy complicado o costoso. Es decir, es **un abandono voluntario.**

En otras ocasiones, **el abandono obedece a una falta de interés o motivación. Es bien sabido que poner orden en un sistema es más costoso que hacer un desorden**. De la misma manera, si decides convertirte en un(a) Súper Viviente vas a necesitar darle prioridad a las cosas más importantes, y descartar las inconvenientes. Para ello, posiblemente necesites invertir suficiente energía para mantener los cambios que has realizado.

La motivación es con frecuencia, el factor más valioso a la hora de llevar a cabo y mantener los cambios conductuales. Esta motivación puede venir de ti mismo (intrínseca) o de alguna fuerte externa (extrínseca). Sea cual sea el origen de la motivación, es primordial que, a la hora de detectar una recaída, identifiques los motivos y traces una ruta para seguir ejerciendo tu condición de Súper Viviente.

Etapa 7: Término.

La conducta ha cambiado definitivamente, y hay confianza absoluta de evitar recaídas.

Esta etapa es, de alguna manera, y de acuerdo con lo que he descrito anteriormente, utópica. La tendencia a regresar a lo "normal", a las conductas perjudiciales o poco saludables, siempre es muy fuerte. De eso saben mucho los grupos de ayuda a los alcohólicos. Ellos les informan a sus miembros que un alcohólico estará toda su vida "en recuperación", lo que quiere decir que toda la vida deberá estar alerta sobre las posibles recaídas. Así que la "confianza absoluta de evitar recaídas" puede ser una forma un tanto peligrosa de relajarse, que puede ser paradójicamente, la causa de una recaída.

Una vez que decides identificarte como un(a) Súper Viviente, ya te habrás convertido en uno(a). Y tus acciones serán consecuencia de tu identidad. No a la inversa.

ALGUNOS CONSEJOS PARA EL CAMBIO…

1- Programa tu agenda desde ya.

Procura que el ejercicio físico forme parte de tu rutina cotidiana, que sea un hábito, así como acostumbras a cepillarte los dientes o bañarte…

2- Verifica las barrera.

Determina qué es lo que te impide hacer ejercicio habitualmente, y proponte establecer estrategias para superar dichas barreras. Si tienes dificultad para ello, pida el consejo de un especialista en salud cardiovascular, como por ejemplo un fisioterapeuta.

3- Chequea tus gustos.

Se sabe que nadie podrá hacer de por vida un ejercicio físico que le resulte desagradable. Consulta las opciones que tienes, y selecciona las que más se ajusten a tus gustos y necesidades.

4- Haz tu plan de contingencia.

¿Y si tu plan falla? ¿Qué hacer si se presenta alguna situación inesperada? Por ejemplo: ¿qué hacer si tenías pensado caminar y comenzó a llover?

Diseña un plan "B", que puede ser útil cuando las circunstancias se pongan adversas.

5- No abandones. Si lo haces, vuelve a empezar.

La posibilidad de volver a comenzar es un recurso que siempre estará a la mano. Así que, haz uso de este cada vez que te des cuenta de que has abandonado el hábito del ejercicio. Una vez más, vuelve a comenzar.

6- Busca apoyo.

Recuerda que no estás solo… A tu lado se encuentran tus seres queridos y también tu equipo de profesionales de la salud.

Una vez revisados estos aspectos, es necesario reconocer aquellas razones por las que deberías suspender tus sesiones de ejercicio. Por favor, acompáñame en el próximo capítulo.

P.D: Recuerda ir al médico si estás enfermo(a).

RECURSOS COMPLEMENTARIOS/REFERENCIAS:

1- Cabrera GA. El modelo transteórico del comportamiento en salud. *Rev Fac Nac Sal Púb* 2000; 18(2):129-138. Puedes revisarlo aquí:

2- Y también te dejo 2 audios del pódcast Súper viviente de corazón, que te va a servir en eso del cambio de tus hábitos:

Audio 1

Audio 2

CAPÍTULO 11: ¿CUÁNDO NO DEBO HACER EJERCICIO?

"El cuerpo necesita descansar. Necesita mucho menos ejercicio de lo que piensas"

Sylvester Stallone

A lo largo de este libro he tratado de mostrarte algunos elementos de tu actividad física que te pueden ayudar en tu camino como Súper Viviente, y ahora ha llegado el momento de hacer una reflexión. Convertirte en un(a) Súper Viviente no significa que vas a ser un(a) fanático(a) de una nueva doctrina, a la que debes aferrarte con todas sus fuerzas. Por el contrario, se trata de un estilo de vida muy racional, y totalmente **centrado en la realidad del conocimiento científico y de la experiencia personal de un gran número de personas**. Y hablarte de la realidad implica indicarte las señales de alerta que pueden aparecer en tu camino de Súper Viviente, a fin de que puedas tomar las decisiones más adecuadas. Esta propuesta incluye unas "advertencias" como cualquier producto serio debería ofrecer a sus consumidores.

Tales señales o advertencias son aplicables principalmente si tú, amable lector(a), ya has sido diagnosticado(a) por un médico y tienes una afección cardíaca. La enfermedad cardíaca requiere prestar atención a algunos detalles que no deben ser pasados por alto, y que en determinados momentos te pueden obligar a hacer ajustes en tu agenda de Súper Viviente.

¿EXISTEN ALGUNAS RAZONES POR LAS QUE NO DEBO HACER EJERCICIO?

Por supuesto que sí. El ejercicio físico no es inocuo, es decir, puede tener algunos efectos perjudiciales para la salud, sobre todo si se realiza en una manera, en un momento o en unas condiciones inadecuadas. No quiero que con esto te apropies de excusas mentales para no hacer ejercicio, sino que adoptes una posición responsable ante las eventuales alertas que tu cuerpo pueda enviarte.

Así que, no debes hacer ejercicio si:

1- **Tienes un dolor en el pecho que podría ser originado en el corazón**, es decir, si tienes una angina de pecho. Recuerda que es peligroso hacer ejercicio si se te aparece un dolor en la parte anterior del tórax, sobre todo si tiene las características que te describí en el capítulo 4 de este libro. En el caso de que sufras un dolor en el pecho mientras estás haciendo ejercicio, recuerda detener el ejercicio, buscar un sitio en el que puedas descansar, y de tenerlo indicado, coloca bajo tu lengua el vasodilatador coronario.

2- **Has tenido recientemente un dolor en el pecho del cual sospeches que sea cardíaco, y que tenga características diferentes a las habituales**. Por ejemplo, “el dolor ha aparecido con muy poca cantidad de actividad física", o "me ha durado más que antes". La enfermedad coronaria puede hacer que los síntomas empeoren. En caso de que esto ocurra, es prudente que suspendas el ejercicio, consultes inmediatamente a tu médico, y reinicies tu plan de ejercicio solo cuando tengas la autorización de tu médico para que continúes haciendo ejercicio.

3- **Tienes la frecuencia cardíaca en reposo más rápida que habitualmente**. Por ejemplo, si todos los días has tenido el pulso en 66 latidos por minuto, y el día de hoy, sin ninguna causa aparente lo tienes en 90 latidos por minuto, debes suspender la sesión de ejercicio del día. En ocasiones, la frecuencia cardíaca está más alta que lo normal. Puede deberse a varios factores: quizás se te olvidó tomarte la medicina (por ejemplo, si tomas betabloqueantes), o tomaste mucho café o alcohol, o tienes una infección viral. También, una afección cardíaca puede acelerar el corazón. Por eso es mejor suspender la sesión de ejercicio hasta que se corrija la causa del incremento de la frecuencia cardíaca. Este principio también aplica a aquel momento en el que sobrepasas tu frecuencia cardíaca límite mientras estás haciendo ejercicio.

4- **Tienes una sensación de mareo o debilidad que te parece anormal.** Así, si hoy tienes algo de mareo o te sientes débil sin ninguna causa conocida, es preferible no hacer ejercicio hasta que la sensación desaparezca. Si sufres de diabetes, es necesario que revises el nivel de glucosa en sangre.

5- **Te cansas mucho más de lo habitual**. Por ejemplo,

si normalmente puedes subir tres o cuatro pisos sin cansarte, pero hoy solamente pudiste subir un piso y te cansaste, es mejor no hacer ejercicio hasta que esta sensación de cansancio desaparezca o se normalice.

6- **Tienes alguna dificultad para respirar**. Sobre todo, si dicha dificultad está relacionada con esfuerzos físicos de poca intensidad o si aparece incluso al estar sentado(a) o acostado(a). En ocasiones, algunas afecciones cardíacas pueden tener como consecuencia la dificultad respiratoria. Por eso, en caso de sentirla, es mejor suspender la sesión de ejercicio hasta el próximo día. Si la sensación se hace presente en reposo, es recomendable que asistas inmediatamente al médico.

7- **Tienes gripe o alguna afección viral que produce tos, congestión nasal y fiebre**. Hacer ejercicio con una infección viral, puede producir complicaciones en diferentes órganos del cuerpo, inclusive en el corazón (miocarditis viral). Es mejor perder una o más sesiones de entrenamiento físico, que añadir una complicación a tu salud.

8- **Tienes la presión arterial muy alta**. La presión alta generalmente no produce síntomas, así que se detecta solamente a través de la medición con un tensiómetro. Hacer ejercicio con la presión muy alta, hará que el corazón trabaje exageradamente. Por lo general, valores de tensión arterial de más de 200/100 mmHg impiden el ejercicio físico. Consulta con tu médico o fisioterapeuta cardiovascular cuál sería el máximo valor de tensión arterial que pudieras tener antes de hacer ejercicio.

9- **Tienes la presión arterial muy baja.** Generalmente, la presión arterial muy baja da síntomas como mareo, debilidad, sudor frío, etc. Es preferible suspender la sesión de ejercicio hasta que tu tensión se normalice o desaparezcan los síntomas.

10- **Has tenido palpitaciones por las cuales aún no has acudido a una consulta médica.** Debes evitar el ejercicio, sobre todo, en el caso de palpitaciones que sean molestas o muy frecuentes.

11- **Tus tobillos están hinchados sin una causa aparente.** Sobre todo, si no se relacionan con haber estado mucho tiempo de pie o con un cambio de tratamiento médico. Quizás tu médico deba indicarte o modificarte la dosis de un medicamento.

12- **Tus piernas te duelen excesivamente cuando caminas.** La enfermedad de las arterias de las piernas puede producirte síntomas que pueden ser muy dramáticos e incluso te impidan caminar a tu paso habitual. Si tienes este tipo de dolor, y un médico ha confirmado este tipo de diagnóstico, debes prestar atención a las molestias que aparezcan con esfuerzos menores a los usuales.

13- **Tienes la saturación de oxígeno por debajo de 95 %** (sobre todo en el caso de que hayas sufrido COVID-19, o tengas una cardiopatía congénita).

14- **Sufres de diabetes y tienes síntomas**, o tienes la glicemia menos de 70 mg/dl, o más de 250 mg/dl.

ES DECIR, SOLO DEBES HACER EJERCICIO… SI TE SIENTES BIEN…

Ya estamos llegando al capítulo final. Allá te espero.

P.D: Recuerda que, si estás enfermo(a), debes primero ir al médico.

RECURSOS COMPLEMENTARIOS/REFERENCIAS:

1- Video de Súper viviente de corazón en YouTube (no hagas ejercicio):

CAPÍTULO 12: ¿CÓMO DISEÑO MI PLAN DE EJERCICIO?

"Todavía hago ejercicio todos los días"

Clint Eastwood

A lo largo de este libro, he querido hacerte algunas recomendaciones sobre tu actividad física habitual, que pueden servirte para vivir como un(a) Súper Viviente. Fundamentalmente, he hecho énfasis en el incremento de tu actividad física, siempre considerando la seguridad de tu programa. En este capítulo quisiera mostrarte una manera de articular un plan de actividad física/ejercicio que podría serte conveniente, siempre después de haber tenido la aprobación del médico cardiólogo o un consejo por parte de un fisioterapeuta especializado.

¿CÓMO HAGO UN PLAN DE EJERCICIO FÍSICO A PARTIR DE CERO?

Por supuesto, mi aspiración es que llegaste a este capítulo después de haber leído los anteriores. Aunque si no lo hiciste, espero que este plan tenga sentido para ti.

PRIMER PASO: VERIFICAR TU ESTADO DE SALUD

Si tú, amable lector(a), has comprado este libro, es muy posible que estés pensando en mejorar tu salud cardiovascular, y te encuentres en alguna de las siguientes situaciones:

1) **Estás en un plan de ejercicio desde hace más de tres meses y no tienes ninguna enfermedad cardíaca ni metabólica** (por ejemplo, no tienes diabetes). En este caso, puedes seguir haciendo ejercicio e incorporar los principios que te he mencionado, sobre todo con fines preventivos.

2) **Estás en un plan de ejercicio desde hace más de tres meses, y aunque tienes una enfermedad cardíaca o metabólica, actualmente no tienes síntomas o molestias**. En este caso, te recomiendo que sigas con tus controles médicos, y hagas ejercicio solo de intensidad moderada (evita el ejercicio/actividad física vigorosa/intensa. Si estás interesado(a) en aumentar la intensidad a fuerte o intensa, debes contar con la aprobación actualizada de tu médico. Además, te conviene incorporar los principios que te he mencionado, a fin de mejorar tu salud cardiovascular.

3) **Estás en un plan de ejercicio desde hace más de tres meses, y estás presentando síntomas (molestias) o algunas respuestas de tu cuerpo que te parecen anormales.** Si este es tu caso, debes dejar de hacer ejercicio hasta que un médico apruebe este tipo de actividad para ti. Indícale que quieres probar con el programa de ejercicio que sugiere este libro, y espera a que tu médico te indique que puedes iniciar este tipo de entrenamiento físico. Cuando

comiences, debes estar particularmente atento a las señales que te manda tu cuerpo de acuerdo con lo que te comenté en el capítulo 4.

4) **No haces ejercicio (o has comenzado hace poco, hace menos de tres meses) y no tienes ninguna enfermedad cardíaca ni metabólica**. Si este es tu caso, podrías comenzar a hacer ejercicio de intensidad ligera o moderada, y para ello, puedes seguir los principios que te he mencionado, sobre todo con fines preventivos.

5) **No haces ejercicio (o has comenzado hace menos de tres meses) y tienes alguna enfermedad cardíaca o metabólica, aunque te sientes bien.** En este caso, busca primeramente la aprobación médica antes de comenzar tu plan de ejercicio, y obviamente puedes incorporar los principios del Entrenamiento del Súper Viviente a tu rutina diaria, mejor aún bajo la tutela de un fisioterapeuta especializado.

6) **No haces ejercicio (o has comenzado hace menos de tres meses) y tienes manifestaciones o señales de enfermedad cardíaca o metabólica.** En este caso, no debes iniciar el programa de ejercicio, hasta que un médico (preferiblemente un cardiólogo) te otorgue el visto bueno para comenzar a hacer ejercicio. Una vez obtenida la aprobación, puedes orientarte por el Entrenamiento del Súper Viviente, y ¡comenzar a vivir Súper!.

SEGUNDO PASO: CONOCE TUS LÍMITES

Ser un Súper Viviente no significa que tienes Súper

Resistencia a las enfermedades. Principalmente, significa que tienes Súper Conocimiento y Súper Poderes (revisa mi libro "Los Súper Poderes del Súper viviente") para vivir saludable y felizmente. Por lo tanto, sobre todo si tienes las características de las personas que aparecen en la lista anterior con los números 2, 3, 5 y 6, consulta con tu cardiólogo o fisioterapeuta cardiovascular para saber cuáles son los límites personales que tienes al hacer ejercicio.

Sobre todo, revisa la lista de situaciones o condiciones por las que no debes hacer ejercicio que están descritas en el capítulo 11.

TERCER PASO: PROGRAMA TU AGENDA

Intenta agendar tus actividades físicas por semana. Procura incluir al menos 150 minutos de actividad física aeróbica y el resto de las actividades, tomando como ejemplo el Gráfico N.º 1.

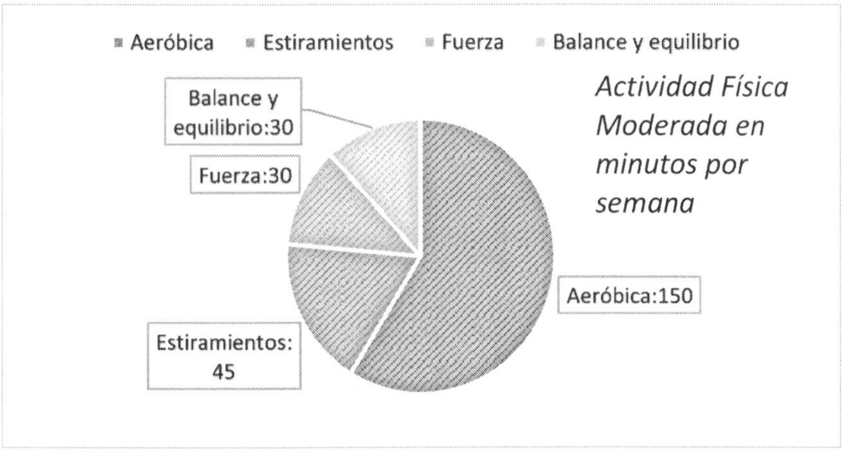

Gráfico N.º 1: Cantidad de actividad física moderada por semana.

En la tabla N.º 1, también tienes un modelo de cronograma para distribuir las actividades físicas de cada semana.

Lunes	Martes	Miércoles	Jueves	Viernes	Sábado	Domingo
Aeróbico (aprox. 50 min)	Fuerza (15 min)	Aeróbico (aprox. 50 min)	Fuerza (15 min)	Aeróbico (aprox. 50 min)	Libre	Libre
Estiramientos (15 min)	Balance y equilibrio (15 min)	Estiramientos (15 min)	Balance y equilibrio (15 min)	Estiramientos (15 min)	Libre	Libre

Tabla N.º 1: Propuesta de agenda de actividad física por semana.

Quizás la actividad más elemental que debes considerar incluir en tu plan de Súper Viviente es esta: **Evita pasar demasiado tiempo sentado(a) o en cama**. Procura ponerte de pie y haz una marcha en el mismo sitio, al menos un minuto por cada hora que hayas pasado sentado(a) o acostado(a).

EL MÉTODO DEL SÚPER VIVIENTE

REGISTRO DE CAMINATA

Nombre del Súper Viviente: ______________________

Fecha	Día	Sitio	FC inicial	Distancia en metros	Tiempo de caminata	FC final	Percepción del esfuerzo	Observaciones

Tabla N.º 2: Registro de variables relacionadas con la caminata.

EL MÉTODO DEL SÚPER VIVIENTE

REGISTRO DE CALISTENIA

Nombre del Súper Viviente: ____________________

Fecha	Día	Tiempo ejercicio/ descanso	FC inicial	FC 1	FC 2	FC 3	FC 4	FC 5	FC 6	FC 7	FC 8	FC 9	FC10	Observaciones

Tabla N.º 3: Registro de variables relacionadas con la calistenia

Realiza los ejercicios calisténicos de acuerdo con el grupo al que has sido asignado. **Te sugiero hacer 10 ejercicios calisténicos, a razón de dos minutos por cada ejercicio y un minuto de descanso entre ellos, tres días a la semana.**

Total: 30 minutos de actividad

Puedes bailar hasta siete canciones de ritmo lento a moderado (canciones que no sobrepasen los 120 bpm), es decir, canciones disco, pop o un merengue no tan rápido. Cada canción no debería durar más de tres minutos, y puedes descansar dos o tres minutos al finalizar cada canción. **Esta actividad la puedes hacer 3 veces por semana, como**

sustituto o complemento de la calistenia.

Puedes caminar, si cuentas con un pasillo de más de 20 metros de largo en tu casa o en tu edificio, o en un pasillo alrededor de tu residencia. También puedes elegir un parque o una caminería. Asegúrate de que no sea un sitio muy concurrido. Si no lo tienes, puede optar por la caminata o trote estático.

Incorpora los **ejercicios de estiramiento** que te he recomendado. Los mismos pueden ser realizados tres veces por semana, justo antes o después de haber hecho los ejercicios de calistenia

REGISTRO DE BAILE

Nombre del Súper Viviente: ______________________

Fecha	Día	FC inicial	FC 1	FC 2	FC 3	FC 4	FC 5	FC 6	FC 7	Observaciones

Tabla N.º 4: Registro de variables relacionadas con el baile

Si te cansas anormalmente, suspende el ejercicio ese día, y si te sientes bien, retoma tu entrenamiento en la próxima fecha disponible para completar las 3 sesiones por semana.

Evita llegar al cansancio durante tus actividades de entrenamiento. Recuerda esto: **no debes cansarte**. Tampoco te recomiendo que hagas ejercicio todos los días. Solo tres a cinco veces por semana, con un tiempo aproximado de 15 minutos de estiramiento, 20 a 30 minutos de calistenia o baile por cada sesión y 20 minutos de caminata o trote estático.

Si te sientes mal,

Suspende inmediatamente todo tipo de ejercicio o actividad física. Guarda reposo hasta que te recuperes o hayas consultado con un profesional sanitario.

Recuerda que hay ciertos síntomas o molestias que deben tomarse en cuenta para **no hacer ejercicio hasta que la molestia desaparezca** o seas evaluado por un profesional de la salud (Repasa el capítulo 4).

Estas guías son apropiadas sobre todo si estás comenzando un plan de entrenamiento después de mucho tiempo dedicado(a) al sedentarismo, o poco tiempo después de un problema cardíaco. Si tus condiciones te permiten ir más allá, en la página web de súper viviente podrás encontrar cada vez más alternativas y planes de entrenamiento.

P.D: Recuerda que ninguno de estos consejos pueden contradecir o suplantar el juicio y criterio de tu médico personal. Toma siempre eso en cuenta.

EPÍLOGO

Has llegado al final de este libro. Espero que su lectura haya sido útil para ti, y te haya motivado para que comiences a **vivir de una manera más activa**. Quiero agradecerte por la confianza puesta en mis palabras, así como por la paciencia y disciplina necesaria para terminar de leer este volumen.

Como te habrás dado cuenta, en este libro te presenté algunas razones, opciones, recomendaciones y cuidados con respecto a la inclusión de un mayor grado de actividad física en tu vida cotidiana. Si bien es cierto que para que seas un(a) Súper Viviente existen muchas herramientas y estrategias, y todas ellas están relacionadas con tu identidad, **el que seas físicamente activo(a) es prácticamente la más importante característica de un(a) Súper Viviente**.

Si quieres complementar el contenido de este libro con los principios básicos de tu nueva identidad, puedes buscar el libro "El método del Súper viviente", y si quieres desarrollar mejor tu super identidad, te invito a leer el libro "Los Súper Poderes del Súper Viviente".

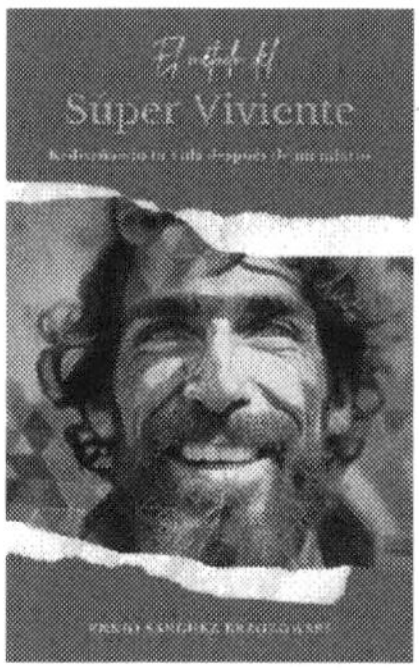

Por supuesto, quedan muchas ideas, experiencias y contenidos que no han sido incluidos en este libro. "El Entrenamiento del Súper Viviente" es apenas una guía inicial que pretende orientarte en los principios fundamentales dirigidos a ayudarte a vivir más activamente, y de esa manera restaurar o mejorar tu salud cardiovascular.

Este libro tiene una función complementaria para ayudarte al desarrollo de tu nueva identidad, y forma parte de un proyecto mucho más ambicioso, que cuenta con un currículo de formación continua presentado en forma de videos, webinars y encuentros grupales. **Te invito a escuchar el pódcast "Súper viviente de Corazón"**, en Spotify, Apple Podcast, Amazon music, YouTube y en las demás plataformas del pódcast alrededor del mundo. El sistema "Súper Viviente" también está dirigido a promocionar y fortalecer los centros de Súper Habilitación Cardíaca en el mundo de habla hispana.

Para tener más información, o simplemente entrar en contacto con el Sistema Súper Viviente, por favor búscanos en nuestra página web www.súper-viviente.com , y en nuestras redes sociales, tales como Instagram: @metodosuperviviente y X: @essuperviviente. Estamos seguros de que podremos ayudarte en tu transformación en un(a) Súper Viviente.

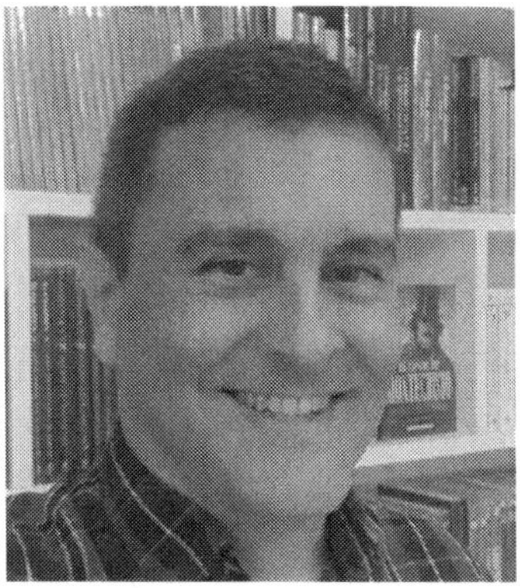

ACERCA DEL AUTOR

Ennio Sánchez Brzozowski es un profesional de la salud, especialista en educación universitaria, dedicado principalmente al mundo de la salud cardiovascular.

Profesor jubilado de la Universidad Central de Venezuela, además de coordinador docente y de investigación de la Unidad de Rehabilitación Cardíaca del Hospital Universitario de Caracas.

Es el diseñador y fundador de Súper Viviente®, que es un Sistema de Superación Personal basado en el Estilo de Vida, dirigido a personas con problemas crónicos de salud, especialmente a aquellos con enfermedades cardiovasculares.

También conduce un pódcast dedicado al tema de la salud cardiovascular, llamado "Súper viviente de corazón"

Manufactured by Amazon.ca
Bolton, ON

37984232R00144